LE RACKET DES LABORATOIRES PHARMACEUTIQUES

ET COMMENT EN SORTIR

Michèle Rivasi
Serge Rader
Marie-Odile Bertella-Geffroy

LE RACKET DES LABORATOIRES PHARMACEUTIQUES

ET COMMENT EN SORTIR

{LES Petits matins}

Création graphique et couverture : Thierry Oziel
Maquette : Atelier Dazibao

31, rue Faidherbe, 75011 Paris
www.lespetitsmatins.fr

ISBN 978-2-36383-191-0
Diffusion Seuil
Distribution Volumen

SOMMAIRE

« Le courage, c'est d'aller à l'idéal et de comprendre le réel ; c'est d'agir et de se donner aux grandes causes sans savoir quelle récompense réserve à notre effort l'univers profond, ni s'il lui réserve une récompense. Le courage, c'est de chercher la vérité et de la dire ; c'est de ne pas subir la loi du mensonge triomphant qui passe et de ne pas faire écho, de notre âme, de notre bouche et de nos mains, aux applaudissements imbéciles et aux huées fanatiques. »

Jean Jaurès, *Discours à la jeunesse*

AVANT-PROPOS

Cet ouvrage s'inscrit dans la continuité de l'opération « Mains propres sur la santé », lancée début 2015 pour dénoncer les conflits d'intérêts entre pouvoirs politiques et laboratoires pharmaceutiques. Elle a été menée, sous la houlette des auteurs de ce livre, avec le soutien des personnalités suivantes : François Autain (ancien secrétaire d'État et sénateur CRC-SPG, auteur de plusieurs rapports sur des questions de santé publique), Jean-Sébastien Borde (médecin, président du Formindep[1]), Dominique Bourg (philosophe), Christophe Castaner (député socialiste), Daniel Cohn-Bendit (ancien député européen), Nicolas Dupont-Aignan (député Debout la France), Philippe Even (pneumologue, ancien doyen de la faculté de médecine Necker), Irène Frachon (pneumologue, à l'origine de la révélation du scandale du Mediator), Pierre Larrouturou (cofondateur de Nouvelle Donne, conseiller régional Île-de-France), Corinne Lepage (ex-ministre et députée européenne, avocate, présidente de CAP21/Le Rassemblement citoyen), Séverine Tessier (présidente d'Anticor), Laurence Vichnievsky (magistrate, conseillère régionale de Provence-Alpes-Côte d'Azur), etc.

Dans le cadre de cette opération, un appel a été signé par plus d'un millier de médecins et de professionnels de santé. Son objectif est de défendre une maîtrise publique de la politique du médicament en France afin d'en finir avec les conflits d'intérêts, la surprescription médicale, les médicaments inutiles, l'opacité d'un système aux mains de l'industrie pharmaceutique et la passivité de nos politiques.

Pour en savoir plus : www.mains-propres-sur-la-sante.fr.

1. Formindep : Pour une formation et une information médicales indépendantes de tout autre intérêt que celui de la santé des personnes.

PRÉFACE
Par Philippe Even

Professeur de médecine, ancien doyen de la faculté de médecine Necker et ancien président de l'Institut Necker, coauteur du Guide des 4 000 médicaments utiles, inutiles et dangereux *(2012) et auteur de* Corruptions et crédulité en médecine *(2015).*

Les auteurs de ce livre ont bien voulu m'inviter à en rédiger la préface. Je les en remercie, car je partage leur combat.

Enfin des femmes et des hommes de tous horizons, politiques, pharmaciens ou médecins, tous indépendants, intègres, informés et lucides, s'indignent, se lèvent et se révoltent pour dénoncer les dérives ruineuses et parfois meurtrières de notre système de santé, laissé aux mains de politiques inconséquents, désinformés – donc irresponsables – et trop souvent soumis aux impératifs et aux exigences des industries dites de santé.

La situation est aujourd'hui si grave qu'il ne s'agit plus de lancer des alertes ponctuelles, ni même de donner l'alarme, mais de sonner le tocsin. Pour éviter le sauve-qui-peut, c'est d'un appel aux armes, aux décisions rapides et radicales qu'il s'agit, tant, derrière des apparences trompeuses, est aujourd'hui noir l'état de notre système de santé. C'est cela que dit avec courage ce livre, à contre-courant des discours lénifiants et de la langue de bois des ministres de la Santé qui se sont succédé depuis vingt ans, laissant la situation se dégrader chaque année un peu plus, à peine réveillés par un scandale de plus tous les quatre ou cinq ans.

Deux thèmes dominent ce constat : celui des hôpitaux et l'immense domaine des médicaments et des vaccins.

Hôpitaux en danger

Nos hôpitaux ne restent des foyers d'excellence que par leurs médecins et leurs infirmiers et infirmières, de grande expérience, hautement qualifiés et dévoués à leurs patients, mais tout le reste est à la dérive et menace à court terme l'ensemble du système.

Nos hôpitaux, on l'écrit depuis vingt ans, sont trop grands, mal répartis, mal spécialisés, redondants ici, lacunaires ailleurs, trop dédiés aux spécialités aiguës aux dépens des urgences, qui partout devraient être la priorité, et aux dépens des centres de moyen et long séjour. Tous sont soumis à un système de rémunération pervers de tarification à l'activité, qu'elle soit ou non justifiée, ce qui conduit à multiplier et à répéter à l'envi des actes inutiles : 80 % en biologie, au moins 30 % en imagerie et 15 % en gestes interventionnels diagnostiques ou thérapeutiques et même chirurgicaux. Un système par nature inflationniste, désormais rejeté partout, et en particulier aux États-Unis, qui l'avaient proposé les premiers.

Conséquence : des personnels surchargés, écrasés de tâches de facturation, eux-mêmes sous-payés, exploités, épuisés, braqués contre leur administration et qui, pour les infirmières, démissionnent après seulement quinze ans de carrière en moyenne.

Pour couronner le tout, des réductions budgétaires et des économies drastiques imposées, 1 milliard d'euros en 2015, d'où un déficit de 400 millions d'euros et une dette de 30 milliards d'euros (multipliée par deux en six ans), avec des coûts pour le CHU de Paris doubles des autres CHU et trois fois supérieurs aux CHR. Une situation que la réduction (de 2,3 % à 1,7 %) de l'augmentation annuelle de la dotation de l'Ondam (Objectif national des dépenses d'assurance maladie) va encore aggraver puisque, en dépit des contraintes actuelles, les dépenses hospitalières croissent de 3,6 % par an. Une situation explosive, soulignée par la Fédération hospitalière, et que les agences régionales de santé (ARS) semblent incapables de maîtriser, faute de lucidité ou à cause des résistances des municipalités. Il n'y a pas de pilote dans l'avion.

Médicaments : ruineuse dérive

Tout aussi ruineuse – et probablement plus meurtrière et scandaleuse – est la dérive accablante de l'univers des médicaments et des vaccins :

– 200 médicaments utiles sur 2 000 commercialisés (10 000 avec les copies), 100 plus dangereux qu'utiles, mais 75 % remboursés en dépit des évaluations de la Haute Autorité de santé ;

– des ordonnances en moyenne de 7 médicaments (1-25) après 80 % des consultations, soit une consommation de 4 comprimés par jour et par Français, une fois et demie supérieure en volume à celle de nos voisins ;

– des prix 5 % à 50 % plus élevés qu'ailleurs (et trois fois plus pour les génériques) ;

– une facture totale de 7 milliards d'euros pour l'hôpital et 27 milliards d'euros en médecine de ville, 1,2 à 1,5 fois supérieure à celle des autres pays européens ;

– 20 milliards d'euros remboursés par la Caisse nationale d'assurance maladie et financés par la CSG, 2 milliards à la charge des patients et 7 milliards remboursés par les complémentaires, développées pour ne pas alourdir la CSG mais qui coûtent deux fois plus cher que si la Cnam assumait les dépenses. Car les complémentaires, elles, ne sont pas en déficit, mais font au contraire de confortables bénéfices (l'une, publique, gère à perte, et les autres, privées, roulent sur l'or) et sont en train de devenir obligatoires pour tous les salariés ou leurs patrons, une affaire qui coûte 2 milliards d'euros par an aux citoyens ;

– en conséquence, un déficit annuel de la Cnam autour de 8 à 15 milliards d'euros et une dette gérée par la Caisse d'amortissement de la dette sociale (qui devait disparaître en 2007 !) de 130 milliards d'euros.

Un empire financier

Viennent ensuite dans ce livre bien des révélations sur l'industrie pharmaceutique. Tout n'est pas noir : elle a eu ses « trente glorieuses ». Elle seule sait développer un médicament, passer, après dix ou douze ans d'efforts, de la découverte d'un laboratoire universitaire à un médicament disponible pour les malades, et elle l'a fait avec de grands succès de 1960 à 1990, commercialisant alors la quasi-totalité des médicaments encore aujourd'hui les plus utiles et qui ont allongé l'espérance de vie de quinze années. Si elle le voulait, elle pourrait le faire encore, mais, depuis trente ans, tout a peu à peu changé. On aimerait que nos ministres le sachent et le comprennent.

Devenues de gigantesques multinationales développant, produisant, marketant et commercialisant mille tonnes de médicaments par jour, les industries pharmaceutiques sont désormais contraintes, pour survivre, de se plier aux nouvelles règles d'un capitalisme devenu plus financier qu'entrepreneurial, privilégiant les innovations apparentes et marketées sur les progrès réels, de se soumettre aux exigences d'actionnaires qui réclament des managers des retours sur investissement maximaux, immédiats et sans prise de risque de 20 % par an, totalement incompatibles avec de véritables politiques de recherche, par nature lente, aléatoire et risquée.

Voilà pourquoi, recherchant de moins en moins, l'industrie pharmaceutique n'a, depuis trente ans, guère découvert de grandes molécules comparables à celles du passé. Et pourtant la voilà devenue, avec l'informatique, la première industrie mondiale, loin devant toutes les autres – agroalimentaire, grande distribution, construction mécanique ou électrique, automobile, aviation, armement – et devançant même les entreprises pétrolières en termes de pourcentage de bénéfices (20 % contre 15 %). Ainsi pèse-t-elle aujourd'hui 2 000 milliards de dollars de capitalisation boursière, plus de 600 milliards de chiffre d'affaires et 120 milliards de bénéfices annuels.

Premier financeur des campagnes présidentielles américaines, ce secteur est décrit ainsi dans les rapports officiels publiés par la Chambre des communes britannique et l'Assemblée générale des Nations unies en 2006 et 2008 : « L'industrie pharmaceutique ne respecte ni les règles de l'éthique ni l'intérêt des malades. Elle est aujourd'hui infiltrée, interdigitée[2] à tous les niveaux décisionnels, nationaux et internationaux, médicaux, universitaires, administratifs et politiques, et est devenue hors de tout contrôle. »

Baptisant « recherche » ce qui n'est que développement, et « recherche clinique » ce qui n'est qu'études d'évaluation-marketing, toujours plus ou moins falsifiées, l'industrie pharmaceutique annonce investir 20 % de son chiffre d'affaires en recherche, quand elle se limite à 1 % à 5 % ; elle annonce aussi que chaque molécule nouvelle lui revient à 2 milliards de dollars – ce qui justifierait à ses yeux leur prix exorbitant –, alors qu'elle les achète

2. Reliée à la façon des doigts de deux mains qui se croisent [NDE].

quelques millions aux universités qui les ont découvertes ou aux start-up qui ont commencé à les développer. En réalité, comme de multiples enquêtes l'ont démontré, chaque molécule lui revient en moyenne à 120 millions d'euros, et seulement un très petit nombre entre 500 et 800 millions, soit seulement 50 à 80 millions par an sur dix ans, lui ouvrant ensuite des marchés annuels 10 à 50 fois plus élevés.

Nouveaux médicaments cherchent nouvelles maladies

Désengagée de la recherche, l'industrie pharmaceutique est pourtant parvenue à quintupler son chiffre d'affaires et ses bénéfices depuis trente ans, par une série d'opérations commerciales de grande envergure, dont nos dirigeants semblent n'avoir aucune idée.

Pour y parvenir, elle a d'abord multiplié d'autorité par deux à cinq le prix de ses molécules nouvelles, souvent médiocres, puis, pour bloquer les génériqueurs, elle a lancé de nombreuses copies (les célèbres « me-too », pour « moi aussi je veux ma part du marché ») quatre fois plus chères que les molécules originales génériquées. Et finalement, n'inventant plus guère de grands médicaments, elle a inventé – pour s'ouvrir d'immenses marchés dans les pays riches – des affections fictives, virtuelles, qui menaceraient à terme presque tous les plus de 50 ans : pré-hypertension artérielle, pré-diabète, cholestérol, pré-ostéoporose, et des dizaines de prétendues pathologies psychiatriques ou comportementales de l'adulte et de l'enfant, ou encore de pseudo-maladies sexuelles ou de la libido masculine ou féminine. Enfin, elle a proposé, pour les traiter – ou mieux encore les prévenir –, des molécules à l'action tout aussi fictive et virtuelle.

Cette opération commerciale n'a été possible que par une gigantesque campagne marketing multimédia de mise en condition, visant à convaincre toute la population qu'elle était déjà – ou menacée d'être – atteinte par ces pathologies artificielles. Opération qui n'a pu être menée que grâce à des centaines de médecins universitaires de tous les pays à la solde de l'industrie, pour susciter l'inquiétude injustifiée du plus grand nombre de patients possible et leur faire miroiter de faux espoirs de prévention de pathologies inexistantes ou dont ils ne souffriront en général jamais, ou qui ne les menacent guère et dont, de toute façon, ces molécules nouvelles inactives ou peu actives ne les protégeraient même pas.

Ainsi est né l'emploi injustifié et généralisé de dizaines d'hypotenseurs « me-too » pour les pré-hypertensions, de multiples antidiabétiques oraux peu efficaces et à risque (l'Avandia et le Mediator en faisaient partie), de huit statines « me-too », dont une mortelle (Cerivastatine de Bayer), de multiples anti-ostéopénie parfois dangereux, tel le Protelos de Servier, des dizaines de benzodiazépines et de « me-too » du Prozac, et des neuroleptiques et antiépileptiques détournés, Zyprexa, Lyrica, Dépakine, dix fois plus prescrits que nécessaire, ouvrant à l'industrie un marché mondial de 300 milliards de dollars et d'immenses bénéfices.

Cap sur les biomédicaments

Depuis cinq à dix ans, tous ces filons sont éventés et, comme la biologie moléculaire a beaucoup progressé, l'industrie, pour son image et pour prendre le relais, s'est lancée dans la grande révolution de la médecine génétiquement personnalisée, celle des « biomédicaments » ciblés, « recombinants », « monoclonaux » ou de synthèse, en cancérologie, virologie et immunologie, une révolution née dans les laboratoires universitaires et les start-up en développement accéléré à Boston, autour du Voltage Café, où toutes les grandes firmes sont venues implanter leurs propres centres de recherche. Une démarche qui est celle de l'avenir à dix ou vingt ans, et qui a déjà apporté une vingtaine de molécules de premier rang, mais sur de petits marchés (il faut bien comprendre que les seuls grands marchés sont ceux des traitements longs, donc préventifs, des maladies fréquentes des pays riches), imposant aux firmes d'en multiplier les prix par 10 ou 100, jusqu'à 100 à 500 euros par jour, pour maintenir leurs bénéfices. Et cela ne fait que commencer.

Vaccins : ouvrir le débat

À cette révolution se rattache, depuis quelques années, le développement de vaccins de plus en plus chers et d'efficacité de moins en moins démontrée. C'est ainsi que l'on injecte à de très jeunes enfants au système immunitaire en développement trois, quatre, six, sept, huit et pourquoi pas vingt et un antigènes différents d'un coup, plus des adjuvants variés, dont aucun n'a été sérieusement étudié en termes de mécanisme d'action et de risque, et cela avec des indications et, en France, des obligations qui font d'autant plus débat que de multiples accidents ont été rapportés, évidemment sans preuve directe, mais également sans aucune étude solide publiée, discutée et convaincante démontrant leur innocuité.

On n'avait pas entendu depuis un siècle de phrase aussi malheureuse que celle de Marisol Touraine, ministre de la Santé, affirmant que « la vaccination, ça ne se discute pas ». C'est au contraire le moment d'ouvrir un débat scientifique dépassionné sur cette question essentielle – d'autant plus que l'industrie cherche à s'y créer de nouveaux empires.

La situation est d'autant plus étonnante que pas un seul grand nom de l'immunologie (et la France n'en manque pas), prix Nobel ou membre de l'Académie des sciences ne s'est intéressé à ce qui est le cœur même de leur discipline : la vaccination, et plus généralement la maîtrise des réponses aussi dangereuses qu'utiles du système immunitaire – tandis qu'à l'inverse, à Paris, Lyon ou ailleurs, des vaccinologues de troisième ordre étroitement liés aux firmes vaccinales GSK, MSD et Sanofi ne cessent de s'agiter, comme l'a déjà montré l'affaire un peu vite enterrée du vaccin H1N1 lors de la grippette « Bachelot » de 2010. Mais d'où viennent donc ces scléroses en plaques, ces cas d'autisme, ces neurodégénérescences, ces « sarcoïdoses » neurologiques rapportés de tous côtés? La question doit être éclaircie par un débat véritablement scientifique. Et non par une ministre de la Santé récitant des sentences toutes faites.

Un combat inégal

Pour contenir et contrôler le Léviathan pharmaceutique multinational, richissime et omniprésent, nous avons les trois mille fonctionnaires de nos agences et organismes publics de santé pléthoriques (CEPS, HAS, ANSM, InVS, Agence des biomédecines et une dizaine d'autres), plus quatre grandes directions du ministère de la Santé et des dizaines d'agences régionales de santé : un ensemble colossal, mais un tigre de papier sans tête, sans cohérence, sans vision, sans objectif, sans politique commune, sans unité d'action, voire en rivalité, avec des centaines de commissions et de groupes de travail aux conclusions contradictoires (fondées sur des votes secrets anonymes, donc irresponsables) et présidés ou dirigés par des médecins ou non, mais toujours par des hommes ou des femmes qui font carrière – parfois dans les partis politiques. Toute une administration lourde, lente, peu compétente, et souvent infiltrée par l'industrie ou soumise à son influence.

Le combat est trop inégal. Il faut que les citoyens se lèvent et interviennent directement, comme le font avec courage les signataires de ce livre, car il s'agit non seulement de préserver la santé de tous et les ressources de chacun, mais aussi de replacer au premier rang les vraies priorités : fonctionnement des hôpitaux aujourd'hui très menacé, services d'urgence, salaires et conditions de vie des infirmiers, situation insupportable des médecins généralistes, maillage médical du territoire, prise en charge des handicapés physiques et mentaux, adultes ou enfants, soutien aux aînés et aux EHPAD (établissements d'hébergement pour personnes âgées dépendantes) et refinancement de la recherche – en rappelant que notre grand institut de recherche médicale, l'Inserm, reçoit chaque année 700 millions d'euros, soit 0,3 % des dépenses de santé !

Peut-être la plus urgente des mesures serait-elle de placer à la tête d'un vrai ministère de la Santé, indépendant du Travail et des Affaires sociales, des personnalités fortes, qualifiées pour leur compétence et leur indépendance à l'égard des firmes et des partis. Cela arrive à l'Intérieur, à la Justice, aux Armées, mais pourquoi jamais à la Santé (ni d'ailleurs à l'Éducation nationale et à la Recherche) ? Peut-on continuer de confier ce maroquin à des personnalités dont nul ne peut deviner pourquoi elles ont été choisies pour occuper un ministère directement en charge de la santé des Français, dont les dépenses représentent environ 250 milliards d'euros par an, soit plus de 60 % du budget de l'État et 12 % du PIB, mais dont les dettes et les déficits annuels s'envolent, alors que, dans tous les secteurs, la qualité des prestations décroît et se voit menacée par de nouvelles restrictions ?

Tout reconstruire

Les pouvoirs publics doivent prendre garde : les personnels infirmiers sont excédés, les médecins hospitaliers exaspérés et découragés, les généralistes se sentent déresponsabilisés, sous-payés, méprisés et piétinés, et les patients commencent à perdre confiance ou à s'interroger, à juste titre, sur leurs médicaments et leurs vaccins. Seule pavoise l'industrie pharmaceutique, la première du monde, comme on le disait en 1939 de l'armée française, juste avant de mesurer ce qu'elle valait réellement : rien. Tout est à reconstruire par le dialogue et la négociation, mais sur des bases de vérité, pas sur des slogans, tels celui-ci du syndicat de l'industrie, « L'éthique est notre valeur montante » (peut-être, mais elle revient de loin !), ou celui de Biogaran/Servier : « Votre santé nous est précieuse. »

INTRODUCTION

> « L'histoire est la longue et tragique illustration du fait que les groupes privilégiés cèdent rarement leurs privilèges sans y être contraints. »
> Martin Luther King, *Lettre de la geôle de Birmingham*

« L'industrie pharmaceutique, c'est King Kong. Rien ne peut l'arrêter. » L'image employée par Marcia Angell, ex-rédactrice en chef du *New England Journal of Medicine*[3], est pour le moins parlante. De fait, ce secteur est de très loin la première industrie mondiale en termes de bénéfices exprimés en pourcentage du chiffre d'affaires, avec une moyenne de 20 %. Et ce « monstre » possède un atout considérable par rapport aux autres secteurs marchands : celui de pouvoir jouer sur la peur. Toutefois, tel un Dracula économique, il ne peut vivre à la lumière : il se développe dans l'ombre et l'opacité. C'est donc à un devoir de vérité sur l'industrie pharmaceutique, ses dérives et son emprise sur les pouvoirs publics que nous souhaitons répondre, afin que l'intérêt général prévale de nouveau et que nous redevenions maîtres d'un secteur clé : notre santé.

Combien de médicaments inutiles ou dangereux ?

Le médicament est aujourd'hui sur la sellette, avec la multiplication des scandales ayant causé des milliers de morts ces dernières années : le Mediator (plus de 1 300 décès), le Vioxx (au moins 35 000 morts), l'Avandia (plus de 83 000 infarctus), les statines, responsables de lourdes pathologies (myopathie, cataracte, insuffisance

3. Marcia Angell, *La Vérité sur les compagnies pharmaceutiques*, Le Mieux-Être, 2005.

rénale...), l'antidiabétique Actos (cancers de la vessie et hépatites), les pilules contraceptives, les antitabac Champix et Zyban... Au printemps 2015 éclate le scandale des « bébés Dépakine ». Des études révèlent que cet anti-épileptique produit par les laboratoires Sanofi est à l'origine d'anomalies anatomiques chez environ 10 % des enfants nés de mères qui prennent le traitement, et de retard moteur ou intellectuel chez 30 % à 40 % d'entre eux, soit 30 000 enfants en France[4]. Des alertes concernant le valproate de sodium, principe actif de la Dépakine, ont été lancées dès les années 1980. Pourtant, il faut attendre mai 2015 pour que l'Agence nationale de sécurité du médicament et des produits de santé (ANSM) interdise sa prescription aux femmes en âge de procréer, « sauf en cas d'inefficacité ou d'intolérance aux alternatives médicamenteuses ».

Ces remèdes toxiques doivent être ajoutés à la liste des médicaments inutiles et dangereux établie par les professeurs Bernard Debré et Philippe Even[5]. Ces deux médecins estiment que le marché du médicament est « un grand quatre-quarts » composé de 25 % de remèdes indispensables, 25 % de médicaments parfois utiles, 25 % de médicaments occasionnellement utiles et 25 % de remèdes totalement inefficaces et parfois dangereux. Quant au docteur Jean-Claude Salomon, à la tête du groupe d'initiative Princeps, composé de médecins et d'universitaires, il estime que, avec cent cinquante molécules de base indispensables et peu onéreuses, on peut soigner 90 % des maladies.

Chaque année, en Europe, on estime à 200 000 le nombre de décès liés à des accidents médicamenteux. En France,

---

4. « Alerte sur les dangers d'un antiépileptique », *Le Monde*, 29 mai 2015.
5. Bernard Debré, Philippe Even, *Guide des 4 000 médicaments utiles, inutiles ou dangereux*, Le Cherche-Midi, 2012.

le chiffre officiel est de 20000 morts identifiés, auxquels il convient sûrement d'ajouter 10000 non recensés, du fait des carences de notre système de pharmacovigilance. Entre six et neuf fois plus que les victimes d'accidents de la route !

Des profits faramineux

À ce constat dramatique s'ajoutent les profits démesurés des majors pharmaceutiques, qui n'ont rien à envier aux grands groupes pétroliers et à ceux de l'armement. Ainsi, le laboratoire américain Pfizer a vu son bénéfice net bondir de 51 % en 2013, pour atteindre 22 milliards de dollars. Celui de Sanofi pour 2013 est de 6,69 milliards d'euros (plus de 9 milliards en 2011). Les taux de profit des principaux groupes mondiaux dépassaient fréquemment 30 % en 2009 : 35 % pour AstraZeneca, 38 % pour Bayer, 36 % pour Roche et 41 % pour Sanofi, selon la Mutuelle générale des cheminots.

Or, en raison notamment des affections de longue durée couvertes à 100 % par la Sécu, les médicaments soumis à remboursement sont pris en charge à 85 % en moyenne par les régimes de base de la Sécurité sociale, ce qui garantit le chiffre d'affaires des industriels et les profits de leurs rentiers. Soit un détournement massif de l'argent public vers les poches des actionnaires de l'industrie pharmaceutique.

En février 2015, Sanofi, fleuron de cette industrie, annonce la nomination d'Olivier Brandicourt (ancien haut responsable de Bayer) au poste de directeur général (DG). Cette nomination fait suite au débarquement de l'ancien DG et aux révélations dénonçant les pratiques de Sanofi pour favoriser son antidiabétique Lantus aux États-Unis : des centaines de médecins jouant les agents doubles ont reçu des dizaines de milliers d'euros de pots-de-vin pour la promotion de l'insuline star du groupe. Plusieurs poursuites contre Sanofi sont engagées outre-Atlantique, à la suite de plaintes et d'actions collectives de salariés et d'actionnaires mécontents. Pour son nouveau dirigeant, le laboratoire a prévu une rémunération fixe annuelle brute de 1,2 million d'euros, une rémunération variable « cible » de 150 % de la rémunération annuelle fixe (et susceptible d'atteindre 250 %), ainsi qu'une rémunération en actions consistant en l'attribution annuelle de 220 000 options de souscription d'actions et de 45 000 actions de performance. Sanofi se prépare en outre à lui verser une prime de bienvenue de 2 millions d'euros payable à sa prise de fonction, renouvelable s'il reste dans l'entreprise en 2016, à laquelle s'ajoutera l'attribution de 66 000 actions sous conditions de performance. Comment ne pas voir dans cette rémunération indécente le sentiment d'immunité éprouvé par ce lobby ?

La cause principale de la dérive financiariste du secteur pharmaceutique, avec son cortège de fusions, d'absorptions et de rachats de start-up, tient à la panne d'innovation réelle dans ce microcosme si prospère. En 2012, l'Organisation mondiale de la santé (OMS) estimait que, sur les sept cents nouveaux médicaments mis en vente par les majors au cours de la décennie 2001-2011, seuls 4 % présentaient un intérêt essentiel[6] ! Un constat édifiant qui incite Marcia Angell à décrire le secteur pharmaceutique comme un immense supermarché ne vendant que des médicaments copies : les fameux « me-too » (pour « moi aussi je veux ma part de marché »).

6. « Médicaments : face à la Big Pharma, la recherche à but non lucratif progresse », *La Voix du Nord*, 19 août 2013.

La Sécu en péril

Malheureusement, il y a des victimes collatérales : les malades, bien sûr, et notre système de sécurité sociale, mis en péril. Le déficit de la branche maladie s'élevait en 2013 à 6,8 milliards d'euros et il n'a pas baissé en 2014, portant la dette de la Caisse d'amortissement de la dette sociale (Cades) à 130 milliards d'euros. Ce fardeau pour les générations futures devrait atteindre 10,5 milliards d'euros toutes branches confondues à la fin 2015, malgré la hausse continue des prélèvements et les plans d'économies successifs.

La politique française du médicament est en grande partie responsable de ce déficit structurel, avec des dépenses (médicaments de ville et d'hôpital, régimes de base et complémentaires) qui culminent à 34 milliards d'euros (avec une TVA à 2,1 %). Les baisses de prix annoncées sont dérisoires, et les déremboursements sont contrebalancés par l'introduction de « faux » nouveaux médicaments chers et inutiles, dont la plupart ont une ASMR (amélioration du service médical rendu) de niveau 5, c'est-à-dire sans aucune plus-value thérapeutique. À titre de comparaison, l'Italie offre les mêmes garanties sanitaires pour une dépense en matière de médicaments n'atteignant que 18 milliards d'euros (TVA à 10 %), à population presque identique : 61 millions pour l'Italie, 66 millions pour la France.

Les causes de cette inflation du coût du médicament sont connues : opacité des instances de fixation des prix ; surprescription médicamenteuse et sous-prescription des génériques, plus chers qu'ailleurs en Europe ; foisonnement des conflits d'intérêts entre l'industrie pharmaceutique, les médecins, les politiques et les hauts fonctionnaires. La célèbre formule du docteur Knock dans la pièce de Jules

Romains – « Tout homme bien portant est un malade qui s'ignore » – trouve pleinement son sens aujourd'hui dans les stratégies de développement et d'emprise du lobby pharmaceutique sur notre système de santé. C'est ainsi par exemple que, en diminuant les valeurs considérées comme « normales » du cholestérol, de la tension ou de la glycémie, on a multiplié mécaniquement par sept le nombre de personnes « malades ».

Diagnostic et programme de soins

Cet ouvrage vise à établir un diagnostic précis des dérives de la politique du médicament en France et des liaisons dangereuses entre les pouvoirs publics et l'industrie pharmaceutique, avant de proposer un certain nombre de réformes à envisager – réformes qui permettront de sauvegarder notre système d'accès aux soins pour tous, fondé sur la solidarité et la mutualisation.

L'industrie pharmaceutique a permis pendant des décennies des progrès thérapeutiques colossaux en transformant des découvertes de centres de recherche publics en produits de santé sûrs et efficaces, cela grâce à des efforts considérables mobilisés en recherche et développement. C'est pourquoi ce livre est un cri d'alarme nourri d'espoir. L'espoir d'un sursaut de l'ensemble des acteurs pour que les autorités publiques incitent les laboratoires à retrouver leur juste fonction : celle de guérir et non de nourrir abusivement leurs actionnaires en inventant de faux malades. Car nous savons, comme Philippe Masquelier, ancien président du Formindep (association qui regroupe des professionnels de santé, des patients et des citoyens soucieux de favoriser une formation professionnelle et une information indépendantes), que « la marchandisation de la santé détourne des moyens du juste soin ». Éclairés par un principe éthique de base rappelé par le professeur André Grimaldi – « Du juste soin au moindre coût » – et par l'adage ancestral « Mieux vaut prévenir que guérir », nous traçons des pistes pour restaurer la confiance, sortir du « *business as usual* » et en finir avec la « pharmaco-délinquance ». Puissent ces principes animer l'ensemble des acteurs de la santé, qui doivent faire leur cette maxime : pour une santé saine, supprimons les germes résistants.

PREMIÈRE PARTIE
L'EMPRISE DE L'INDUSTRIE PHARMACEUTIQUE SUR NOTRE SANTÉ

« Nous vivons dans une société sombre.
Réussir, voilà l'enseignement qui tombe goutte à goutte
de la corruption en surplomb. »
Victor Hugo, *Les Misérables*

En 1992, le professeur Bernard Régnier, de l'hôpital Bichat, à Paris, démissionne avec fracas de la commission d'autorisation de mise sur le marché (AMM). Il déclare au magazine *Le Point* : « L'évaluation des médicaments est réalisée dans des conditions proches de l'indigence. Il est clair que ce sont les industriels qui mènent la barque. »

En 2006, dans le rapport sénatorial « Médicament : restaurer la confiance », l'ancien secrétaire d'État François Autain affirme : « L'industrie pharmaceutique exerce sur la communauté médicale au sens large et les autorités sanitaires de notre pays une emprise qui, évidemment, porte atteinte à leur indépendance. Au plus grand préjudice des malades mais aussi de la Sécurité sociale[7]. »

Toujours en 2006, dans son rapport sur l'industrie pharmaceutique, la Chambre des communes britannique dresse un réquisitoire accablant : « Les grandes firmes se sont de plus en plus focalisées sur le marketing, plus que sur la recherche, et elles exercent une influence envahissante et persistante, non seulement sur la médecine et la recherche mais aussi sur les patients, les médias, les administrations, les agences de régulation et les politiques [...]. C'est l'industrie pharmaceutique qui définit les programmes et la pratique médicale. Elle définit aussi les objectifs de

7. « Les conditions de mise sur le marché et de suivi des médicaments. Médicament : restaurer la confiance », rapport d'information du Sénat de Marie-Thérèse Hermange et Anne-Marie Payet, fait au nom de la commission des affaires sociales, n° 382, 8 juin 2006.

recherche de médicaments sur d'autres priorités que celles de la santé publique, uniquement en fonction des marchés qu'elle peut s'ouvrir. » Diagnostic implacable.

En 2008, le rapport de l'Assemblée générale de l'ONU emploie un ton similaire pour déplorer que l'industrie pharmaceutique ait dévoyé le principe du droit à la santé : « Les grandes firmes devraient assumer leur responsabilité à l'égard de la santé publique et pas seulement à l'égard de leurs actionnaires, et ce n'est pas aujourd'hui le cas, en particulier en ce qui concerne leur politique de recherche-développement, leur acceptation des politiques anti-corruption et antilobbying et l'éthique des essais cliniques. »

La France est restée hermétique à toutes ces alertes, jusqu'à ce que se lève une héroïne ordinaire depuis le Finistère.

Chapitre 1
L'AFFAIRE DU MEDIATOR, OU LA MISE EN LUMIÈRE D'UN SYSTÈME MORTIFÈRE

En 2010, la Dr Irène Frachon pousse un cri d'alarme : « Des gens se noient devant moi, personne ne les voit sauf moi, et cela fait trente ans[8]. » Elle pointe un problème « systémique qui a trait à la sociologie : on s'aperçoit que notre système sanitaire est incapable de protéger nos concitoyens de la violence prédatrice d'un laboratoire privé ». En 2007, la pneumologue a constaté chez plusieurs de ses patients des cas de valvulopathie, une lourde pathologie détruisant les valves cardiaques. Tous ont été traités par le Mediator, un médicament du laboratoire Servier présenté comme antidiabétique mais largement détourné comme coupe-faim. Le 25 novembre 2009, l'Agence française de sécurité sanitaire des produits de santé (Afssaps) a arrêté la vente du Mediator, après que les résultats de l'étude épidémiologique d'Irène Frachon ont confirmé ses doutes sur la dangerosité du produit[9]. En juin 2010, dans son ouvrage *Mediator 150 mg, combien de morts ?*, la pneumologue met en cause l'Afssaps pour son absence de réaction. Pour elle, le médicament aurait dû être retiré en même temps que l'Isoméride, un autre coupe-faim des laboratoires Servier, proscrit en 1997. *A posteriori*, la lanceuse d'alerte voit dans cette inaction une effrayante « incapacité des institutions à nous protéger ».

Le Mediator est un dérivé amphétaminique dont la substance active est le benfluorex, commercialisé depuis 1976 comme adjuvant du régime adapté dans les

8. Irène Frachon, *Mediator 150 mg, combien de morts ?*, Éditions Dialogues, 2010.
9. « Benfluorex : de plus en plus de valvulopathies notifiées », *Prescrire*, n° 314, décembre 2009.

hypertriglycéridémies et pour les diabétiques avec surcharge pondérale. En réalité, comme toutes les amphétamines, il était utilisé à plus de 70 % comme coupe-faim, donc hors indication de l'autorisation de mise sur le marché. Or, toutes les amphétamines ont été retirées du marché le 15 septembre 1997 en raison d'hypertensions artérielles pulmonaires et de valvulopathies consécutives. Toutes… sauf le Mediator, qui a bénéficié de protections politiques injustifiables jusqu'en novembre 2009, date de son retrait. Et ce en dépit du fait que le benfluorex avait été interdit dès 1997 dans les préparations magistrales et que tous les pays l'avaient ôté du marché en 2006 – dans certains pays, c'était le laboratoire Servier lui-même qui l'avait retiré –, à l'exception de la France, du Portugal et de Chypre.

Dans un rapport de janvier 2011[10], l'Inspection générale des affaires sociales (Igas) dénonce une « incompréhensible tolérance » à l'égard du Mediator dès le départ, c'est-à-dire dès son autorisation de mise sur le marché, accordée en 1974. Le retrait de ce médicament « aurait pu être décidé dès 1999 », soit dix ans avant son retrait effectif, selon le rapport d'enquête remis au ministre de la Santé, Xavier Bertrand. Lequel met en cause « une responsabilité première et directe » des laboratoires Servier et s'engage par ailleurs à « rebâtir un nouveau système de sécurité sanitaire » pour éviter « un nouveau Mediator ». En septembre, on apprend que les laboratoires Servier auraient, dès les années 1970, dissimulé plusieurs éléments sur la composition et les effets du médicament afin d'en obtenir la mise sur le marché. Selon deux scientifiques entendus par les juges d'instruction, Servier aurait gommé toute

10. Anne-Carole Bensadon, Étienne Marie, Aquilino Morelle, « Enquête sur le Mediator® », Igas, 2011.

référence à l'effet coupe-faim du Mediator, ainsi que sa ressemblance chimique avec les amphétamines, déjà interdites à l'époque pour leurs effets secondaires. Le médicament était mis en avant pour ses vertus hypolipémiantes et hypoglycémiques[11], pourtant déjà déclarées insignifiantes par des évaluations de l'Afssaps en 1999 et 2006 au regard des autres thérapies existantes, ce qui aurait dû entraîner son déremboursement.

En 2012, plus de 350 plaignants demandent réparation aux laboratoires Servier. Selon une étude menée par deux chercheurs de l'Institut national de la santé et de la recherche médicale (Inserm), 1 320 décès seraient imputables au Mediator[12]. À ce jour, 1 800 dossiers d'indemnisation ont été déposés à l'Office national d'indemnisation des accidents médicaux (Oniam), parmi lesquels seulement 300 ont été retenus. En effet, de nombreux patients n'ont pas pu monter de dossiers d'expertise valables, faute de documents pouvant servir de preuves et en raison des fortes réserves du corps médical. L'Isoméride, l'autre coupe-faim de Servier retiré en 1997, a pour sa part déjà entraîné une quarantaine de décès, et les procédures en réparation de victimes d'atteintes cardiaques se poursuivent en France. On compte quelques condamnations, mais elles sont relativement modestes face aux *class actions* américaines, qui ont coûté 3,75 milliards de dollars d'indemnisations au laboratoire pour quelque 150 000 plaignants.

En 2011, Eva Joly et moi-même[13], en tant que députées européennes, faisons une saisine de l'Office européen

11. Les hypolipémiants et les hypoglycémiques visent à diminuer respectivement le taux de cholestérol et le taux de glucose dans le sang.
12. Étude d'Agnès Fournier et Mahmoud Zureik publiée dans la revue *Pharmacoepidemiology and Drug Safety* le 9 février 2012.
13. C'est Michèle Rivasi qui s'exprime ici.

de lutte antifraude (Olaf), qui ouvre une enquête sur les conflits d'intérêts au sein de l'Agence européenne des médicaments (EMA) dans l'affaire du Mediator. L'Olaf collabore également avec les autorités judiciaires françaises pour épurer l'expertise de l'influence des laboratoires Servier, notamment au niveau de l'EMA : son enquête empêchera la nomination d'Éric Abadie, en raison de conflits d'intérêts, comme expert permanent auprès de l'EMA. Enfin, au niveau européen, l'affaire du Mediator permettra d'entreprendre une refonte de la directive sur la pharmacovigilance.

Sur le volet pénal, l'instruction est close et les conclusions du rapport d'expertise scientifique sont accablantes pour Servier. Elles valident de fait le mensonge et la dissimulation des victimes. L'ordonnance de renvoi devrait fixer le procès à la fin de l'année 2015 ou au début de l'année 2016, avec les chefs d'inculpation suivants contre le laboratoire : tromperie aggravée, escroquerie, homicide, trafic d'influence, prise illégale d'intérêt. Avant l'affaire du Mediator, Jacques Servier, le patron du laboratoire, était pourtant une figure respectée du monde politique. N'avait-il pas reçu en janvier 2009, des mains du président de la République Nicolas Sarkozy, l'insigne de grand-croix de la Légion d'honneur pour services rendus à la nation ? C'est ce même Nicolas Sarkozy qui, en 1998, en tant qu'avocat, avait participé au montage de la fondation Servier aux Pays-Bas, pour des motifs fiscaux bien compréhensibles.

En France, le séisme Mediator a ainsi permis aux médias, aux citoyens et aux politiques de prendre conscience du fait que cette situation ne pouvait plus durer et qu'il fallait mettre fin au règne de la collusion entre le monde politique et le monde pharmaceutique, et établir d'urgence un cordon sanitaire.

L'après-Mediator

Après le scandale du Mediator, une loi sur la sécurité sanitaire est votée le 29 décembre 2011 (loi Bertrand). En consacrant son chapitre premier à la transparence des liens d'intérêts, elle constitue un changement de paradigme culturel. Non seulement elle oblige les professionnels de santé et les décideurs publics à déclarer leurs liens d'intérêts – faute de quoi ils s'exposent à des poursuites pénales –, mais elle y ajoute la déclaration des avantages (invitations à des conventions, avantages en nature ou en espèces) consentis par les entreprises à tous les professionnels de santé ainsi qu'à leurs associations, fondations, sociétés, etc. Ce sont les entreprises elles-mêmes qui sont tenues de transmettre ces informations sur un site Internet public unique.

Cependant, pour retrouver la confiance du public, il reste beaucoup à faire sur le volet réglementaire. Le décret d'application de mai 2013 de la loi Bertrand, traduisant cette nécessité de transparence, est intitulé Sunshine Act par le ministère de la Santé, en référence au Physician Sunshine Act adopté aux États-Unis en 2010 et qui, comme son nom l'indique (*sunshine* signifie « éclat du soleil »), oblige à rendre publics les liens d'intérêts des médecins américains. Le décret français reste cependant loin des ambitions initiales : la transparence imposée est limitée à la déclaration chiffrée de quelques « plateaux-repas-hôtellerie » et autres cadeaux dits « sans contrepartie », laissant dans l'ombre les montants de contrats juteux liant l'industrie pharmaceutique à des médecins relais qui assurent la promotion de ses nouveaux produits.

En quoi consistent ces contrats ? Ce sont des prestations délivrées par des acteurs de santé en échange d'une rémunération financière : exposés scientifiques publics, actions de « formation », production de conseils, consultances diverses et collaborations à la recherche clinique. L'exclusion de ces puissants éléments d'influence dans la rédaction du décret d'application suscite une protestation du Conseil national de l'ordre des médecins (Cnom), sensibilisé à cette question. Le Cnom est en effet destinataire de l'ensemble des conventions signées entre des médecins et l'industrie pharmaceutique, soit près de 80 000 par an, mais il ne peut rendre qu'un avis consultatif et sans possibilité d'en faire publicité. Le Formindep attaque le décret devant le Conseil d'État, pour les mêmes motifs que le Cnom. Protestation efficace puisque, en février 2015, le Conseil d'État annule des dispositions de la circulaire d'application, rendant obligatoire la déclaration de ces rémunérations : « Demain, le site unique devra dire que le Dr X a conclu un contrat de collaboration avec le labo X pour un montant de 100, 1 000 ou 10 000 euros », estime le Cnom.

La loi de santé devrait donc réparer une carence législative et réglementaire, en garantissant la visibilité des liens existant entre l'industrie pharmaceutique et le monde médical. Cependant, l'article 43 bis du projet de loi refuse toujours la publication de ces conventions commerciales sur le site du gouvernement consacré à la transparence. Une « transparence » limitée, donc…

Le combat continue puisque, le 26 août 2015, Irène Frachon et d'autres professionnels de santé publique ont lancé le « manifeste des trente », dénonçant les entraves de Servier dans l'indemnisation des victimes du Mediator et exhortant leurs confrères à couper tous les liens qu'ils pourraient encore entretenir avec le laboratoire.

Bien entendu, les scandales sanitaires ne sont pas apparus avec le Mediator. Revenons maintenant sur les principales affaires du dernier demi-siècle, témoignant d'une dérive systémique de la filière du médicament.

La vie du médicament : de son développement à sa mise sur le marché

La genèse du médicament, dans 90 % des cas, est la découverte d'une nouvelle molécule dans un laboratoire de recherche public. Cette molécule potentiellement promise à devenir un remède est achetée et brevetée par les groupes pharmaceutiques. S'ouvrent alors plusieurs années de recherche-développement (R&D) au sein des laboratoires des firmes dans le plus grand secret.

Le rôle de l'industrie pharmaceutique – en dépit des dérives de cette filière – est essentiel en raison de son savoir-faire de haute qualité pour créer de nouveaux médicaments répondant à un impératif de santé publique. Le rôle de l'État est également indispensable pour réguler ce marché et éviter que des choix financiers et capitalistes ne l'emportent sur la santé de tous.

Une fois qu'on estime abouti le processus de recherche-développement, on teste la nouveauté médicamenteuse lors d'essais précliniques sur l'animal pour étudier son éventuelle toxicité sur la fertilité ou le métabolisme. Ensuite, des essais sur l'être humain sont entrepris. Durant ces expérimentations, on cherche à démontrer les propriétés pharmacologiques de la substance sur des malades, puis on évalue son efficacité thérapeutique sur ces mêmes malades en la comparant à un placebo et à un médicament de référence.

Au terme de ces essais, on estime le rapport bénéfice/risque du produit. Si la balance est positive, la firme dépose un dossier d'autorisation de mise sur le marché (AMM) auprès de l'Agence européenne des médicaments (EMA), qui prend sa décision à la majorité simple des vingt-huit pays membres de l'Union européenne.

Chapitre 2
CINQUANTE ANS DE SCANDALES SANITAIRES

Une longue suite d'accidents médicamenteux et de drames sanitaires a écorné au fil des années l'image médiatique de l'industrie pharmaceutique. Dès 1954 éclate le scandale du Stalinon, un médicament contre la furonculose accusé d'avoir tué une centaine de personnes. Suit en 1961 l'affaire des malformations congénitales causées par la thalidomide, un antinauséeux délivré aux femmes enceintes, avant le scandale du distilbène, un œstrogène prescrit de 1948 à 1977 contre les fausses couches et responsable d'anomalies génitales chez les enfants et descendants de femmes traitées, avec risque accru de cancer du sein et du testicule.

Les années 2000 voient les affaires se multiplier. Tout d'abord aux États-Unis, avec la révélation de la corruption de centaines de médecins et de chercheurs universitaires par « Big Pharma », ainsi qu'on nomme le lobby pharmaceutique outre-Atlantique. En 2001 éclate le scandale de la cérivastatine, à l'origine de plusieurs dizaines de décès. Cet anticholestérol produit par Bayer, appelé en France Staltor ou Cholstat, et Lipobay dans les pays anglophones, a provoqué officiellement la mort de cinquante-deux patients par rhabdomyolyse, une destruction du tissu musculaire.

En 2004 est révélée l'affaire du Vioxx, un anti-inflammatoire utilisé contre l'arthrite, commercialisé par le laboratoire Merck. L'affaire remonte même jusqu'à l'Assemblée générale des Nations unies. Le Vioxx est retiré du marché en raison des risques d'infarctus du myocarde qu'il comporte, après que des dizaines de milliers de décès ont été recensés dans le monde. Aux États-Unis, plus de

30 000 personnes sont ainsi décédées, sur 20 millions d'utilisateurs. Le laboratoire MSD a versé 4,85 milliards de dollars d'indemnisation sans reconnaître aucune faute, alors qu'il était au courant dès le début des effets secondaires du médicament et qu'il a même essayé d'étouffer l'affaire auprès de la Food and Drug Administration (FDA). En France, 2 millions de patients en ont pris... mais il ne s'est rien passé. Cela n'a pas empêché MSD de ressortir en 2011 un produit similaire en Europe, l'Arcoxia, pourtant refusé aux États-Unis.

Ce sont là quelques drames parmi bien d'autres, hélas. Revenons maintenant plus précisément sur une série de scandales emblématiques ayant éclaboussé la France ces dernières années, et interrogeons-nous sur ceux à venir.

L'hormone de croissance

Également appelée somatropine, cette hormone est administrée en France entre 1980 et 1988 à 1 698 enfants souffrant de nanisme, voire de simples retards de croissance, dont 120 sont contaminés (58 % des cas mondiaux) par le prion de la maladie de Creutzfeldt-Jakob et en sont décédés. Alors que, dès avril 1985, est disponible une somatropine de synthèse et que les experts mondiaux mettent en garde contre le risque de transmission de la maladie de Creutzfeldt-Jakob, on continue à administrer cette hormone extraite de façon déplorable et sans stérilisation dans les morgues des hôpitaux : on y prélève les hypophyses de cadavres que l'on adresse ensuite à l'Institut Pasteur pour extraction de l'hormone, puis à la Pharmacie centrale des hôpitaux pour conditionnement. De 1983 à 1988 est également créée une filière d'approvisionnement depuis la Bulgarie sur des cadavres en putréfaction ou porteurs de maladies mentales, tout cela sur fond d'entreprise commerciale. Dans cette affaire, aucune condamnation pénale ne sera prononcée.

Le sang contaminé

Du 20 mars au 31 décembre 1985, selon l'ordonnance de renvoi du dossier pénal du sang contaminé suivant l'expertise du professeur Salomon, 297 à 315 personnes transfusées ou hémophiles sont contaminées par le VIH, de même qu'une trentaine de conjoints de ces personnes, par contamination secondaire. Cette année-là, les autorités françaises tardent à mettre à disposition le test de dépistage du sida mis au point par le laboratoire américain Abbott, préférant attendre la sortie du test français Pasteur, tandis que l'on continue – à l'inverse des autres pays – à collecter du sang dans des lieux à risque tels que les prisons. Malgré une directive contraire du directeur général de la santé, on augmente même la cadence. Enfin, alors que sont disponibles des fractions chauffées de plasma non contaminé, on écoule les 34 millions de francs de stock de produits non contrôlés.

L'affaire se solde par un non-lieu pour Laurent Fabius, Premier ministre au moment des faits, et Georgina Dufoix, ministre des Affaires sociales, cette dernière ayant toujours clamé, selon une formule restée célèbre, qu'elle était « responsable mais pas coupable ». Edmond Hervé, secrétaire d'État à la Santé, quoique condamné, ne purgera pas sa peine. Le principal condamné sera le docteur Michel Garretta, directeur général du Centre national de transfusion sanguine, qui écope de quatre ans de prison ferme, réduits à trente mois et 500 000 francs d'amende. La loi d'indemnisation du 31 décembre 1991 permettra d'indemniser un certain nombre de victimes.

Le vaccin anti-hépatite B

En dépit du fait que le risque de contracter une hépatite B concerne principalement les toxicomanes, les touristes sexuels et le personnel médical attaché, le ministre de la Santé Philippe Douste-Blazy déclenche en 1994 une campagne de vaccination de masse, durant laquelle quelque 40 millions de Français reçoivent trois injections à un mois d'intervalle, avec rappel à un an, alors que les critères de pandémie restent inchangés. En 2002, le professeur Bernard Bégaud, vice-président de la Commission nationale de pharmacovigilance, indique que cette campagne vaccinale a entraîné l'une des plus grandes séries d'effets indésirables recueillis par la commission depuis sa création en 1974. On parle de plus d'un millier de cas de scléroses en plaques, de maladies de Guillain-Barré, de scléroses latérales amyotrophiques et d'autres affections auto-immunes telles que les myofasciites à macrophages (près d'un millier actuellement), les polyarthrites rhumatoïdes, les lupus, les thrombopénies[14]… Même si l'OMS ne parle que de « coïncidences », une publication scientifique du pédiatre Dominique Le Houézec montre en 2014 une corrélation entre le nombre de vaccinations contre l'hépatite B et les cas de sclérose en plaques déclarés à la pharmacovigilance en France. Par ailleurs, l'incidence de cette maladie dans les données de la Caisse nationale d'assurance maladie (Cnam) est passée de 5,4 pour 100 000 durant la période pré-campagne 1990-1994 à 6,8 en 1996 au maximum de la campagne vaccinale, pour se stabiliser à 8 depuis 1998.

Sur la base des remontées d'effets secondaires importants, j'ai mis la pression à partir de 1997, en tant que

14. Voir Bernard Bégaud et Dominique Costagliola, « Rapport sur la surveillance et la promotion du bon usage du médicament en France », septembre 2013.

députée à l'Assemblée nationale, sur les autorités sanitaires. Bernard Kouchner, alors secrétaire d'État chargé de la Santé, est contraint d'arrêter cette campagne de vaccination tout en soutenant qu'il n'y a aucune relation de causalité entre le vaccin et les pathologies évoquées plus haut. En 1999, la Dr Jane Orient, présidente de l'Association américaine des médecins et chirurgiens, recense devant le comité de réforme du Congrès américain 4600 dossiers pathologiques post-vaccinaux. Elle annonce que le risque de réaction grave au vaccin est cent fois plus élevé que celui de contracter l'hépatite B. En Nouvelle-Zélande, on observe durant les trois années suivant la campagne vaccinale (1988-1991) une augmentation de 62,5 % des diabètes insulinodépendants chez les mineurs de 16 ans, dont 70 % ont été vaccinés (incidence de 11,2 à 18,2 pour 100000). En Italie, on a comparé 400000 enfants de 12 ans vaccinés contre l'hépatite B avec 400000 non vaccinés : une incidence de plus de 158 % de diabètes de type 1 chez les premiers est relevée (6,9 à 17,8 pour 100000). En 1996, l'étude du professeur Massimo Montinari avait déjà révélé que toutes les maladies auto-immunes sont plus fréquentes dans les pays où les populations sont le plus vaccinées – les États-Unis en tête, avec un record absolu pour l'État du Mississippi, qui pratique la contrainte vaccinale sans dérogation et qui enregistre aussi la mortalité infantile la plus élevée, avec un taux de 1 % à 1,15 % des naissances. C'est aussi aux États-Unis que l'incidence du syndrome du spectre autistique, qui était de 1 pour 2500 naissances en 1985, a atteint 1 pour 68 en 2014. En France, c'est 6000 nouveaux cas annuels, soit une incidence de 1 pour 135, mais aucune étude scientifique sérieuse n'est réalisée pour expliquer cette poussée statistique.

Le vaccin contre la grippe H1N1

En mai 2009, les autorités sanitaires françaises prédisent 30 000 victimes potentielles du virus de la grippe H1N1. Or, aucun signe d'épidémie n'a été relevé au cours du dernier hiver austral. D'ailleurs, la République tchèque et la Pologne ne s'y sont pas trompées : aucun stock de vaccins n'a été formé dans ces pays.

En janvier 2010, l'Institut de veille sanitaire (InVS) recense 263 victimes de la grippe H1N1, alors que la grippe saisonnière cause chaque année plus de 2 000 morts en France ; 94 millions de vaccins ont donc été commandés pour une pandémie qui n'en était pas une, comme l'avaient fait remarquer dès le mois de mai 2009 les professeurs Marc Gentilini et Bernard Debré. Le résultat : un coût pour la collectivité de 2,2 milliards d'euros, pour seulement 5,36 millions de personnes vaccinées. Cette somme comptabilise aussi le stockage inutile de millions de boîtes de l'antiviral Tamiflu des laboratoires Roche, en plus des frais d'organisation, en moyens matériels et humains, et de la publicité associée. Une des conséquences de cette gabegie a été la hausse des tarifs des mutuelles, qui ont dû partager les frais induits par cette campagne vaccinale. La banque JP Morgan, quant à elle, a évalué entre 7 et 10 milliards de dollars les bénéfices générés par les laboratoires pour la vente des vaccins contre la grippe H1N1, auxquels il faut ajouter 3 milliards de dollars de médicaments antiviraux.

Face à cette frénésie d'achat de la part de la ministre de la Santé Roselyne Bachelot, j'ai obtenu en 2010, en tant que députée européenne, un rapport d'initiative sur l'évaluation de la gestion de la grippe H1N1 en Europe, lequel a été adopté à une très large majorité des membres du Parlement européen. Conçu dans un esprit constructif, ce rapport s'articule autour de trois axes propositionnels : davantage de coopération, d'indépendance et de transparence – trois piliers essentiels pour une politique de santé publique crédible. En conclusion, le rapport indique : « Les futurs plans de prévention de pandémie grippale, par exemple, doivent être revus et rendus suffisamment autonomes et flexibles, afin de s'adapter en temps réel aux dernières données disponibles. Une telle souplesse aurait permis d'éviter aux caisses publiques beaucoup de dépenses superflues. » Parmi les propositions figure notamment une demande de transparence complète lors de l'évaluation des médicaments utilisés pour les urgences sanitaires. Cela suppose un accès complet aux études cliniques disponibles ainsi que la publication de toutes les déclarations d'intérêts des experts impliqués dans l'évaluation. Lors de l'épisode H1N1, une procédure accélérée d'autorisation avait été exceptionnellement appliquée, empêchant d'avoir accès à toutes les données scientifiques disponibles. Mon rapport conclut donc qu'« il nous faut des études sur les vaccins et les traitements antiviraux menées en toute indépendance des compagnies pharmaceutiques », en espérant que « la Commission entendra ce message du Parlement européen ». Wolfgang Wodarg, médecin épidémiologiste, président de la commission santé du Conseil de l'Europe et ex-député allemand, estimera en 2010 que « cette fausse pandémie [a été] l'un des plus grands scandales médicaux du siècle ».

Les sels d'aluminium vaccinaux

L'aluminium est utilisé de façon empirique depuis 1926 comme adjuvant dans les vaccins, afin de stimuler le système immunitaire et de réduire la dose d'antigène injectée. L'observation, à l'époque, des effets indésirables sur quelques jours ne faisant pas apparaître de signal grave, cet usage s'est répandu dans des proportions qui n'ont plus rien à voir avec celles d'origine. Malheureusement, ses conséquences sur la santé sont maintenant reconnues. L'InVS, dans un rapport de 2003, et l'Académie de médecine, en 2012, ont reconnu son impact neurotoxique.

En avril 2012, la future ministre de la Santé Marisol Touraine affirme que les sels d'aluminium ont un possible potentiel cancérigène et perturbateur endocrinien. Grâce à des travaux de l'Inserm et de l'Académie de médecine, il est également reconnu que les sels d'aluminium utilisés dans les vaccins migrent vers le cerveau. Ainsi, les publications scientifiques sont de plus en plus nombreuses à alerter sur les effets secondaires graves des sels d'aluminium vaccinaux. Exemple : l'administration couplée des vaccins Infanrix Hexa et Prevenar pour les nourrissons. Après trois doubles vaccinations, ce sont 4,2 milligrammes d'aluminium qui sont injectés, dont une partie va s'accumuler dans le cerveau, d'autant plus facilement que la barrière hémato-encéphalique du bébé n'est pas complètement formée, pouvant y provoquer des dégâts neurodégénératifs graves.

Notons que la pharmacovigilance italienne signale 3,7 fois plus d'accidents neurologiques avec cette association. D'ailleurs, en septembre 2014, le tribunal de Milan condamne le ministère de la Santé pour l'autisme diagnostiqué en 2010 d'un jeune garçon vacciné en 2006 avec l'Infanrix Hexa. Même condamnation définitive à Pesaro en juillet 2013 pour le décès d'une fillette de 5 mois. Le vaccin est encore mis en cause début 2015 en Sardaigne dans le décès d'une fillette de 6 mois, puis en juin 2015 à Raguse, en Sicile, pour celui d'un garçon de 3 mois dans les vingt-quatre heures suivant la vaccination. On remarquera que les nombreuses procédures italiennes aboutissent, après tous les recours de l'État, dans un délai maximum de dix ans, alors que les nôtres s'éternisent (déjà presque vingt ans pour les victimes du vaccin contre l'hépatite B), et sans grand résultat, avec une justice « empêchée » car non indépendante et un pôle de santé judiciaire volontairement sous-équipé pour ne pas faire aboutir les saisines.

De même, dans plusieurs arrêts rendus entre 2012 et 2015, le Conseil d'État reconnaît le lien de causalité entre les vaccins utilisant des sels d'aluminium et la myofasciite à macrophages, une maladie très invalidante qui déclenche douleurs, épuisement et perturbations neurocognitives. Les études des professeurs Romain Gherardi (Inserm et hôpital Mondor de Créteil) et Jérôme Authier (Mondor) attestent maintenant de la toxicité de cet adjuvant, confirmée par les travaux de l'immunologiste israélien Yehuda Shoenfeld. Et les travaux de Christopher Exley, toxicologue en Grande-Bretagne, ou ceux de Christopher Shaw et Lucija Tomljenovic, neuropathologistes en Colombie-Britannique (Canada), accréditent l'idée que les sels d'aluminium injectés avec les vaccins ne sont pas neutres pour l'organisme. On peut citer également les travaux du pathologiste Sin Hang Lee à Milford (États-Unis).

Or, une alternative à l'aluminium existe : le phosphate de calcium, qui présente toutes les garanties de sécurité puisqu'il est un composant naturel de l'organisme humain. Il est actuellement l'objet de dépôt de brevets de chercheurs et il dispose de toutes les autorisations administratives. D'ailleurs, jusqu'en 1987, les vaccins IPAD de l'Institut Pasteur l'utilisaient comme adjuvant. Les laboratoires l'ont abandonné « par souci de rentabilité », selon les propos mêmes de la direction de Sanofi Pasteur MSD, propriétaire des anciennes entités Pasteur et Mérieux. Il serait toutefois possible de revenir au phosphate de calcium : ce qui s'est fait dans un sens peut se faire dans l'autre sens. Les associations de victimes des sels d'aluminium ne demandent pas la suppression de toute vaccination, mais la mise sur le marché, pour répondre à la loi, d'un vaccin DTP (diphtérie, tétanos, polio) sans aluminium, comme c'était le cas jusqu'en 2008, et des efforts de recherche pour redévelopper des adjuvants alternatifs et non toxiques, à l'instar du phosphate de calcium.

Le vaccin ROR (rougeole, oreillons, rubéole)

Depuis quelques années, ce vaccin est suspecté par certains d'être en lien avec des cas d'autisme et de troubles inflammatoires de l'intestin chez l'enfant. Les études menées doivent encore être scientifiquement validées, mais en Italie, par exemple, un cabinet d'avocats, appuyé par une quinzaine de spécialistes médicaux indépendants, a déjà gagné plusieurs procès contre l'État, dont celui de Rimini en 2010, en établissant un lien de causalité entre des cas d'autisme et le vaccin ROR. En France, l'Assurance maladie adresse un courrier aux familles incitant à pratiquer cette vaccination, accompagné d'un prospectus émis par le ministère de la Santé et l'Institut national de prévention et d'éducation pour la santé (INPES) indiquant que ce vaccin est sans danger. Une attitude pour le moins désinvolte : la population a droit à une information libre et éclairée sur les effets secondaires possibles de ce vaccin comme de tous les autres.

Le vaccin Gardasil

Préconisé pour les adolescentes, le vaccin Gardasil est lancé en 2007 à grand renfort de publicité dans les pharmacies. Il est présenté comme prévenant le cancer du col de l'utérus, alors qu'il ne protège en réalité que des dysplasies dues aux papillomavirus 16 et 18, pouvant entraîner un cancer. À ce jour, il n'a fait la preuve ni de son efficacité ni de son innocuité. D'ailleurs, une expérience de vaccination de masse conduit le Japon à suspendre ce vaccin en 2013, le temps d'une enquête, après que de graves effets secondaires ont été constatés.

De fait, les indices dramatiques s'amoncellent. Des dizaines de décès, souvent après la deuxième injection (sur trois), seraient liés à ce vaccin, et des milliers de conséquences graves, dont 10 % de paralysies irréversibles, sont relevées par le programme de surveillance de la sécurité et de la collecte d'informations sur les effets indésirables des vaccins aux États-Unis (VAERS), parrainé par les Centers for Disease Control and Prevention et la Food and Drug Administration. Des dizaines d'assignations devant les tribunaux en France, au Danemark, au Canada et ailleurs dans le monde sont effectuées en rapport avec cette campagne vaccinale.

En France, Marie-Océane Bourguignon, 19 ans, a développé une inflammation du système nerveux après une injection de Gardasil. Elle dépose en novembre 2013 la première plainte au pénal. Une cinquantaine d'autres suivront contre Sanofi-Pasteur-MSD et l'Agence nationale de sécurité du médicament et des produits de santé (ANSM, ancienne Afssaps) pour « blessures involontaires, violation d'une obligation manifeste de sécurité et méconnaissance des principes de précaution et de prévention », selon les termes de l'avocat des victimes, Jean-Christophe Coubris, qui dénonce « la désinformation volontaire des laboratoires » à propos du vaccin.

C'est en septembre 2006 que l'Agence européenne des médicaments autorise la mise sur le marché du vaccin Gardasil. Le laboratoire Sanofi avait entrepris sa demande en décembre 2005 : l'examen de mise sur le marché a donc été express. Les experts n'ont en fait examiné que les résultats préliminaires de deux études cliniques. Parmi les « experts mandatés » du dossier du Gardasil, Éric Abadie, qui sera plus tard mis en examen dans le dossier du Mediator, a joué un rôle central. François Autain, président de la mission d'information du Sénat sur le Mediator, l'interpellera d'ailleurs en ces termes ironiques lors de son audition dans le cadre de cette affaire : « Vous avez reçu une distinction de la Drug Information Association [association américaine d'industriels et de régulateurs] pour services exceptionnels rendus à l'industrie pharmaceutique. » J'ai demandé en mai 2012 à la Commission européenne de lancer une procédure d'abus de confiance envers son ancien expert et de procéder à la révision intégrale des productions scientifiques adoptées sous sa présidence.

On relèvera au passage quelques anomalies lors de la sortie du Gardasil, telle l'annonce de son remboursement en février 2007 à l'Assemblée nationale par le ministre de la Santé Xavier Bertrand, alors que le Comité technique des vaccinations (CTV) ne remettra sa copie qu'en avril. Ou encore la fixation de son prix industriel à 100 euros HT, contre 55 euros HT en Italie. Enfin, toujours en 2007, la Haute Autorité de santé pointe une exagération commerciale dans la mise sur le marché du vaccin, affirmant que « l'efficacité en termes de prévention des cancers du col [de l'utérus] n'est pas établie », tandis que « l'intérêt de santé publique est modéré ».

Outre-Atlantique, citons aussi l'attitude peu éthique du gouverneur du Texas, Rick Perry. Lors de sa campagne de

2006, il recommande chaudement le Gardasil sans rien y connaître ; son directeur de cabinet, un ex de chez Sanofi-MSD, lui avait permis de décrocher un chèque de financement de sa campagne à plusieurs zéros.

Par la suite, en France, les scientifiques du Haut Conseil de la santé publique (HCSP) actualiseront plusieurs fois le dossier Gardasil, et d'autres conflits d'intérêts seront révélés. Le cas le plus emblématique est celui de Daniel Floret, président du Comité technique des vaccinations depuis 2007, qui travaille avec Sanofi et MSD sur la coqueluche, la varicelle, le pneumocoque, les rotavirus et la grippe, mais aussi avec GSK, Abbott et Wyeth. François Hollande lui-même s'est fait l'avocat du Gardasil en affirmant le 4 février 2014, lors de la présentation du troisième Plan cancer : « Le vaccin a fait la preuve de son efficacité. Aussi, d'ici cinq ans, nous doublerons la couverture vaccinale contre le cancer du col de l'utérus. » Est-ce le rôle d'un président de la République de se faire le VRP des firmes pharmaceutiques? Dans un rapport de 2013, la Cour des comptes affirme que « l'importance des intérêts en jeu en matière de vaccins exige qu'une vigilance toute particulière soit accordée à cette question[15] ». Elle pointe aussi du doigt la subtile distinction faite par le président du CTV entre conflits d'intérêts « majeurs » et « mineurs », considérant que « cette doctrine pragmatique paraît peu compatible avec le code de la santé publique ».

La publicité grand public accompagnant la sortie du vaccin en France, normalement interdite pour un produit remboursé, est d'abord refusée par la Haute Autorité de santé, puis acceptée du fait que la demande émanait du fleuron de notre industrie pharmaceutique – Sanofi –, avant d'être suspendue de nouveau. Mais l'objectif est

15. Cour des comptes, « La politique vaccinale de la France », février 2013.

atteint : créer la demande en attisant la peur et en contournant l'avis du médecin, avec une dépense de 160 millions d'euros pour la Sécu en 2008, à raison de trois injections à 122,18 euros chacune, quand deux injections suffisent, voire une seule, d'après des études américaines montrant la même protection après quatre ans chez 26 000 femmes.

Le cancer du col de l'utérus est pourtant en régression continue grâce à la pratique du Pap-Test, ou frottis vaginal. Ce test facile et bon marché (15,40 euros) constitue un bon moyen de prévention, dans la mesure où il permet la guérison par diagnostic précoce. Il faudrait le généraliser – seules 50 % des femmes sont suivies – plutôt que d'accentuer la vaccination. Ainsi, la Finlande a mis en place un dépistage systématique du cancer du col de l'utérus, lequel a fortement baissé dans ce pays ces dernières années. En France, le dépistage n'est pas systématique, et 3 200 nouveaux cas sont recensés chaque année, provoquant un millier de décès par an ; on relève aussi 16 000 lésions de haut grade et 69 000 de bas grade, avec de lourds traitements à la clé. Dès lors, comment ne pas s'interroger sur les choix de santé publique, avec l'arrivée du nouveau Gardasil à neuf valences, contenant 2,2 fois plus d'aluminium ?

Sous l'impulsion du Danemark, dont les premières études statistiques signalent un effet secondaire grave pour 500 jeunes filles vaccinées, l'Agence européenne des médicaments a entamé un examen sur la sécurité des vaccins anti-papillomavirus humains, sans les remettre en cause, en annonçant un protocole normal de la vie d'un médicament, avec une attention particulière pour deux effets indésirables possibles : le syndrome douloureux régional complexe (SDRC) et le syndrome de tachycardie orthostatique posturale (Stop).

Les vaccins Rotateq et Rotarix

En 2006 sont mis sur le marché deux vaccins contre la gastro-entérite à destination des nourrissons entre 2 et 6 mois, conseillés aussi chez les prématurés : Rotateq (Sanofi) et Rotarix (GlaxoSmithKline). Ceux-ci ne sont alors pas recommandés par les autorités sanitaires en raison d'une balance bénéfice/risque qui n'est pas des plus favorables. Le coût, non remboursé, est d'environ 140 euros par enfant. Selon *Le Canard enchaîné*, en 2009, Jérôme Cahuzac, alors député socialiste, pose une question à l'Assemblée allant dans le sens d'une recommandation systématique du vaccin. Le 14 février 2014, c'est le Haut Conseil de la santé publique qui recommande cette vaccination à tous les nouveau-nés (810 000 naissances par an). Six jours avant, Sanofi a augmenté le prix de son vaccin de 10 %. Tout cela pour quoi ? Une douzaine de décès annuels dus essentiellement à la déshydratation consécutive à une prise en charge trop tardive, et ce malgré des risques connus.

De 2006 à octobre 2014, on a donc vacciné 491 000 bébés en dépit d'effets secondaires largement sous-notifiés. On a constaté :

– deux décès rapportés très tardivement à l'ANSM ;

– plus de 500 effets collatéraux, soit 1 pour 1 000, dont plus de la moitié, rapportés en décembre 2014, datent d'avant janvier 2012, ce qui montre bien les défaillances de notre pharmacovigilance ;

– une cinquantaine de cas d'invaginations intestinales, affection grave nécessitant une intervention rapide, soit 1 pour 10 000.

La balance bénéfice/risque étant largement négative, l'ANSM a décidé récemment de ne plus recommander cette vaccination. J'ai aussi demandé en avril 2015 le retrait immédiat de l'autorisation de mise sur le marché à l'Agence européenne des médicaments.

Des nanoparticules dans les vaccins

L'intégration de nanoparticules dans les produits alimentaires, notamment pour servir de colorants, est connue. Leur présence dans les médicaments et les vaccins l'est moins. Elle pourrait pourtant être la source de problèmes sanitaires graves. Deux nanopathologistes italiens, Stefano Montanari et Antonietta Gatti, experte mondialement reconnue, ont en effet montré que les vaccins sont pollués par des microparticules et des nanoparticules de métaux – c'est-à-dire des poussières solides –, toutes pathogènes car non biodégradables, et dont l'agressivité est inversement proportionnelle à leur taille. Outre des cancers, ces nanoparticules pourraient avoir un rôle actif dans la survenue de maladies cardiovasculaires, de thromboembolies pulmonaires, d'infarctus du myocarde, d'AVC, etc. Elles accentueraient les risques de stérilité masculine et pourraient être responsables de fausses couches et de malformations.

Comme toutes les solutions injectables, les vaccins doivent offrir la garantie d'une absolue pureté. Avec le premier vaccin contre la variole, en 1796, et pendant très longtemps, il n'était guère administré qu'un principe actif. Ensuite, l'industrie pharmaceutique a mis au point des préparations toujours plus complexes, avec des contrôles toujours plus incertains. Les vaccins d'aujourd'hui contiennent des stabilisants comme le glutamate sodique, des conservateurs comme le sodium, l'éthylmercure, le thiosalicylate, des antibiotiques comme la néomycine (contre-indiquée chez le nouveau-né), des adjuvants comme certains sels d'aluminium, délétères pour le système nerveux comme nous l'avons vu précédemment, des solvants variés, gommes, gélatines, protéines d'origines diverses, globules rouges humains et animaux, et du formaldéhyde, utilisé pour « inactiver » les bactéries ou les virus des vaccins. Il est impossible de connaître les réactions engendrées chez le sujet recevant toutes ces substances, ainsi que les effets pathologiques synergiques provoqués par ces composants, *a fortiori* s'il s'agit de bébés de quelques mois.

De même, il est quasiment impossible de déterminer la provenance des nanoparticules contenues dans les vaccins, en raison du secret entourant les méthodes de production utilisées par les laboratoires. Cependant, sur les vingt-sept vaccins analysés par l'équipe du professeur Montanari au cours de deux projets européens, il a été trouvé des particules micrométriques et nanométriques, seules ou combinées, composées principalement de métaux (voir encadré).

Des métaux dans les vaccins : quelques exemples

- Vaxigrip (Sanofi Pasteur) : acier, aluminium, titane, chrome, fer, nickel, zinc, argent…
- Typhim Vi (Sanofi Pasteur, MSD) : plomb, fer, titane, aluminium, chrome…
- Gardasil (Sanofi Pasteur, MSD) : aluminium, cuivre, fer, bismuth, plomb…
- Priorix ROR (GSK) : tungstène, fer, cuivre, nickel, titane, plomb, zinc, aluminium…
- Engerix B (GSK) : aluminium…
- Varilrix (GSK) : titane, zirconium, bismuth, fer, aluminium, zinc…

• Fluarix (GSK) : aluminium, fer, cuivre, bismuth, chrome, nickel, baryum, zinc, strontium…

• Typherix (GSK) : aluminium, titane, tungstène, fer, chrome…

• Mencevax ACWY (en France, Nimenrix) (GSK) : zirconium, aluminium, fer, chrome, nickel…

• Menjugatekit (Novartis) : zirconium, antimoine, tungstène, aluminium, fer, titane, zinc…

• Agrippal (Novartis) : baryum, aluminium, fer, zinc…

• Prevenar 13 (Pfizer) : aluminium, fer, chrome…

• Méningitec (Pfizer) : tungstène, antimoine, aluminium, chrome, plomb, fer, nickel…

Les particules en question, qui mesurent de quelques microns à une centaine de nanomètres[16], sont généralement la conséquence de processus de haute température. Extrêmement légères, elles ont un comportement similaire aux gaz et sont inhalées et respirées. Des alvéoles pulmonaires, elles passent dans le sang en quelques dizaines de secondes, et du sang à tous les organes, qui se comportent comme des filtres mécaniques. Les particules emprisonnées sont reçues comme des corps étrangers et induisent la formation d'un tissu inflammatoire qui, au cours du temps, peut se transformer en cancer. Les particules ingérées suivent le même cursus après s'être déposées sur les fruits, légumes et céréales, ou être entrées dans l'organisme de quelque manière que ce soit, notamment par injection. Elles peuvent alors se diriger vers les organes, avec le cerveau comme cible la plus critique, et ont la capacité de pénétrer le noyau des cellules. Quand cela arrive, il suffit d'une

16. 1 micron = 1 millième de millimètre ; 1 nanomètre = 1 millionième de millimètre.

infime quantité pour modifier l'ADN, surtout en phase de division cellulaire. Si ces particules touchent des zones particulières du cerveau, des conséquences induites comme l'autisme, la narcolepsie ou des troubles du comportement peuvent survenir. Du reste, les firmes pharmaceutiques le savent parfaitement puisqu'elles listent souvent ces effets indésirables dans la notice accompagnant le vaccin, quasiment jamais lue et à laquelle personne ne prête attention.

La question évidente qui nous vient à l'esprit est : pourquoi la présence de ces particules accidentelles dans les vaccins ? Pas de réponse puisque les laboratoires ne laissent aucune possibilité de contrôler les processus de production – la présence de traces de métaux pourrait résulter de la fabrication du vaccin. Une autre question découle de la première : pourquoi personne ne contrôle cette pollution ? Là, il est plus facile de répondre : les lois internationales ne font pas mention du problème, et les organismes de contrôle ne font qu'examiner que ce que les lois prévoient. De son côté, l'industrie pharmaceutique pense pouvoir cacher éternellement le problème, se fiant à la complicité de ceux qui devraient surveiller et de ceux qui, pourtant tenus de le faire, ne signalent pas les effets collatéraux post-vaccinaux – effets qui, dans le cas des microparticules et nanoparticules, peuvent survenir dans des temps très brefs, de quelques heures à une journée maximum.

Au nom du principe de précaution, et comme cela doit être le cas pour l'ensemble des nanoparticules, nous demandons un contrôle strict et l'interdiction de ces dernières dans la chaîne de fabrication de l'industrie des vaccins comme des produits de santé, alimentaires ou cosmétiques tant que leur innocuité n'aura pas été prouvée. C'est d'ailleurs l'amendement que le groupe Verts/ALE au Parlement européen a fait voter en commission Santé et Consommateurs au sujet des « *novel foods*[17] » à l'automne 2014. En outre, j'ai posé une question écrite au printemps 2015 à l'Agence européenne des médicaments (EMA) pour demander la transparence concernant la présence de nanoparticules dans les médicaments et les vaccins. Voici ce que m'a répondu le Commissaire à la santé, Vytenis Povilas Andriukaitis : « Je ne suis pas en mesure de vous fournir une liste exhaustive des nanomatériaux présents dans les médicaments autorisés dans l'Union européenne. »

Le marché de la dépression : vers un nouveau scandale sanitaire ?

En février 1998, aux États-Unis, Tim Tobin, alors sous Deroxat (ou Paroxétine DCI), un antidépresseur, tue sa femme, sa fille et sa petite-fille. Le chercheur et psychiatre britannique David Healy révèle alors que le laboratoire GlaxoSmithKline (GSK) a dissimulé des essais cliniques prouvant que le Deroxat était responsable de comportements agressifs chez 25 % des patients testés. GSK sera par la suite condamné par la justice américaine à dédommager le gendre de Tim Tobin.

La question de l'impact de certains antidépresseurs mérite aussi d'être posée dans le cas d'Andreas Lubitz, le copilote allemand de l'Airbus A320 de la Germanwings qui, en mars 2015, a entraîné 149 personnes dans sa folie meurtrière. Lubitz était sous agomélatine, une molécule développée par les laboratoires Servier sous le nom de Valdoxan, dont la revue médicale indépendante *Prescrire*

17. Les *novel foods* (« nouveaux aliments ») correspondent à des produits alimentaires qui étaient peu ou pas consommés au sein de la Communauté européenne avant le 15 mai 1997.

indiquait en janvier 2015 qu'elle expose à des comportements suicidaires et agressifs. Pourtant, elle continue d'être remboursée à hauteur de 65 % en France.

Le 23 avril 2015, l'EMA autorise un nouveau générique contre les troubles dépressifs majeurs, la Duloxétine DCI Mylan. Pour comprendre la controverse qui entoure cette molécule, il faut revenir en 2004, lorsque l'EMA autorise la mise sur le marché du Cymbalta, du laboratoire pharmaceutique américain Eli Lilly, médicament dont la substance active n'est autre que la duloxétine. Pour évaluer son efficacité contre la dépression majeure, le Cymbalta n'a été comparé qu'avec un placebo ; l'EMA reconnaît elle-même que les résultats des essais cliniques sont variables et que le médicament n'a été plus efficace que le placebo que dans quatre études parmi les huit effectuées. En janvier 2015, *Prescrire* publie une évaluation du Cymbalta : selon la revue, la duloxétine expose entre autres à des troubles cardiaques, à des hépatites et à des hémorragies parfois mortelles. En France, le Cymbalta coûte 27 euros et est remboursé à 65 % par la Sécurité sociale… Quant au Deroxat, dont GSK a caché les effets secondaires de comportements agressifs, il est lui aussi remboursé à 65 % dans l'Hexagone, alors même que *Prescrire* affirmait en 2003 qu'il n'a pas de supériorité certaine par rapport à un placebo dans le traitement de l'anxiété. En 2006, la Food and Drug Administration, l'agence du médicament américaine, reconnaît que des effets secondaires comme le comportement suicidaire sont probables, surtout chez les jeunes de 18 à 24 ans. Son inefficacité et sa dangerosité pour les adolescents sont confirmées en septembre 2015 dans le *British Medical Journal.*

L'allégation de suicides causés par des antidépresseurs peut paraître paradoxale, mais elle a été vérifiée dans plusieurs études. Le chercheur David Healy a explicité ce risque en comparant des antidépresseurs à un placebo[18]. C´est le cas de notre fameux Deroxat, qui a entraîné deux fois plus de tentatives de suicide ou de suicides chez les patients qui y ont eu recours que chez ceux à qui on a prescrit le placebo. Pourtant, cela ne freine pas la carrière du Deroxat, qui se voit accorder en 1996 une extension d'indication thérapeutique pour traiter les troubles obsessionnels compulsifs, puis deux extensions en 2001 contre la phobie sociale et l'anxiété généralisée ; s'ajoute à cela une extension en 2006 au traitement de l'état de stress post-traumatique. Le Deroxat peut décidément tout soigner !

En 2012, la psychanalyste Agnès Aflalo démonte la tendance de l'industrie pharmaceutique à transformer tout affect en maladie et la stratégie marketing de « Big Pharma » à propos de l'autisme[19]. C'est ainsi que la notion d'hyperactivité a été fabriquée pour rentabiliser la « pilule de l'obéissance » – la Ritaline – et que l'extension actuelle des « troubles du spectre autistique » vise à généraliser les tests de la rééducation intensive de l'enfant, avec un surdiagnostic suivi d'une « hyperprescription ».

Ces scandales qui jalonnent l'actualité depuis plusieurs années trouvent parfois un débouché par la voie judiciaire ou pénale. Toutefois, aujourd'hui, les firmes sont essentiellement condamnées pour leurs ententes entravant la sacro-sainte « concurrence libre et non faussée », et non pour leur responsabilité dans la survenue d'accidents médicamenteux et de scandales sanitaires.

18. David Healy, *Le Temps des antidépresseurs*, Les Empêcheurs de penser en rond, 2002.
19. Agnès Aflalo, *Autisme : nouveaux spectres, nouveaux marchés*, Navarin, 2012.

Chapitre 3
LES CONDAMNATIONS DE L'INDUSTRIE PHARMACEUTIQUE PAR LES JURIDICTIONS PÉNALES OU ANTICONCURRENTIELLES

Entre 2009 et 2012, les entreprises pharmaceutiques ont été condamnées de par le monde à des amendes s'élevant à près de 12 milliards de dollars au total. Les motifs principaux sont la rétention de données liées à la sécurité d'un médicament et la promotion de médicaments au-delà des conditions de prescription autorisées. La quête effrénée de profit pousse donc les firmes à la faute.

Outre-Atlantique

Les premières condamnations de l'industrie pharmaceutique viennent des États-Unis. En janvier 2009, le laboratoire Eli Lilly est condamné à verser une amende de 1,42 milliard de dollars pour avoir promu son médicament antipsychotique, le Zyprexa, pour traiter les troubles du comportement de l'enfant et la démence sénile, alors que l'autorisation de mise sur le marché (AMM) ne prévoyait que les traitements de la schizophrénie et des troubles bipolaires. En septembre de la même année, Pfizer est condamné à une amende de 2,3 milliards de dollars pour fraude et mensonge après avoir commercialisé le Bextra avec une posologie dangereuse dans le traitement des douleurs aiguës, sans reconnaissance de l'AMM.

En avril 2010, c'est AstraZeneca qui écope d'une amende de 520 millions de dollars pour la promotion du Seroquel comme traitement des troubles de l'agressivité, du sommeil et de l'anxiété alors que l'AMM ne validait que le traitement des psychoses.

En mai 2012, Abbott est condamné à payer 1,5 milliard de dollars pour la promotion illégale de son Depakote dans un cadre hors AMM comme une alternative dans le traitement de la schizophrénie. En juillet, GSK doit s'acquitter d'une amende de 3 milliards de dollars pour la promotion de son Deroxat, du Zyban et de l'Avandia en dehors des indications thérapeutiques reconnues par son AMM. Le même mois, Sanofi est condamné à verser 109 millions de dollars en raison des cadeaux promotionnels offerts aux médecins pour la promotion de ses injections intra-articulaires.

En juillet 2013, Johnson & Johnson doit régler la bagatelle de 2,2 milliards de dollars à la suite de poursuites relatives à trois médicaments promus dans un cadre hors AMM : le Risperdal, l'Invega et le Natrecor.

Enfin, plusieurs poursuites sont en cours aux États-Unis contre Sanofi pour la promotion onéreuse de son insuline antidiabétique Lantus. Les médecins étaient rémunérés plusieurs milliers de dollars chacun. Ancienne assistante juridique de la firme, Diane Ponte a porté plainte fin 2014, assurant avoir été limogée un an auparavant, après avoir dénoncé un « mécanisme de fraude » portant sur 34 millions de dollars et impliquant de hauts dirigeants du groupe.

Au sein de l'Union européenne

Au niveau de l'UE, les laboratoires pharmaceutiques se livrent une véritable guerre commerciale. Tous les outils juridiques (droits de propriété intellectuelle, droit des contrats, protection des données...) sont utilisés afin d'acquérir ou de conserver des parts de marché. Mais le médicament n'est pas une marchandise comme les autres : son accès commande une certaine maîtrise des dépenses publiques et une protection des patients contre des risques pouvant mettre leur santé en péril. Aussi, la concurrence ne doit pas entraver l'entrée sur le marché des génériques, moins chers et tout aussi sûrs que les médicaments princeps.

À ce sujet, la Commission européenne a rendu en 2009 un rapport d'enquête[20] qui met en lumière un certain nombre de dérives contraires au droit communautaire de la concurrence, notamment à l'interdiction des ententes et des abus de position dominante. Sur la base d'un échantillon de médicaments ayant perdu leur exclusivité dans dix-sept États membres entre 2000 et 2007, cette enquête démontre que les citoyens ont dû attendre plus de sept mois après l'expiration du brevet pour obtenir des médicaments génériques moins chers, ce qui a renchéri de 20 % leurs dépenses de santé. Elle révèle que les laboratoires de princeps utilisent divers instruments pour étendre la durée de vie commerciale de leurs produits afin d'empêcher aussi longtemps que possible l'entrée des génériques sur le marché.

De fait, depuis la publication de ce rapport, plusieurs scandales ont éclaté au grand jour, entraînant la condamnation des laboratoires incriminés. Celui qui concerne l'entente scellée entre Roche et Novartis à propos du Lucentis est le plus emblématique. Créé par Novartis, ce médicament apparaît au milieu des années 2000 pour soigner diverses maladies vasculaires de la rétine, à l'instar de la forme humide de dégénérescence maculaire liée à l'âge (DMLA). Or, comme le révéleront plusieurs lanceurs d'alerte, il existe un médicament jumeau, l'Avastin, mis sur le marché comme anticancéreux par le laboratoire Roche.

20. Commission européenne, « Rapport final d'enquête sur le secteur pharmaceutique », juillet 2009.

La seule différence entre l'Avastin et le Lucentis est que ce dernier est de vingt à quarante fois plus cher selon les pays. Lucentis représente d'ailleurs en 2013 le premier poste de dépenses de l'Assurance maladie : 428,6 millions d'euros pris en charge à 100 %, à plus de 900 euros la seringue préremplie de 0,165 millilitre. L'histoire révélera que des accords secrets croisés de non-concurrence entre les deux laboratoires ont été négociés au moment où Roche a acheté l'entreprise Genentech, propriétaire des deux brevets.

De même, en 2013, la Commission européenne condamne le laboratoire danois Lundbeck à une amende de 93,8 millions d'euros pour avoir grassement rétribué quatre génériqueurs en vue de retarder la mise sur le marché des versions génériques Citalopram DCI de son antidépresseur Seropram ND. Joaquín Almunia, alors vice-président de la Commission européenne, juge « inacceptable qu'une compagnie paye ses concurrents pour les écarter du marché et retarder l'entrée de médicaments moins chers. Les accords de ce type portent préjudice aux patients, mais également aux systèmes de santé nationaux, qui doivent faire face à des contraintes budgétaires de plus en plus lourdes. La Commission ne peut tolérer de telles pratiques anticoncurrentielles ».

Bis repetita en juillet 2014, quand la Commission condamne le tristement célèbre laboratoire Servier pour abus de position dominante. Une amende hors normes de 331 millions d'euros lui est infligée, soit 8 % de son chiffre d'affaires. Le groupe pharmaceutique a retardé la sortie des génériques Périndopril du Coversyl, son médicament phare pour l'hypertension, en son temps le mieux remboursé en France par rapport à ses concurrents. Une condamnation record au regard de la taille de l'entreprise

(4,15 milliards d'euros de chiffre d'affaires en 2013) et des sanctions subies l'année précédente par d'autres labos dans des affaires similaires : le Danois Lundbeck (93,8 millions d'euros d'amende), l'Américain Johnson & Johnson (10,8 millions d'euros) et le Suisse Novartis (5,5 millions d'euros).

Les autorités nationales antitrust ne sont pas en reste. C'est ainsi qu'en 2013, en France, l'Autorité de la concurrence juge que Sanofi-Aventis a tenté d'empêcher les médecins et les pharmaciens de prescrire et de vendre les génériques de son médicament star, le Plavix. Elle sanctionne le géant pharmaceutique à hauteur de 40,6 millions d'euros pour avoir mis en place auprès des professionnels de santé une stratégie de dénigrement à l'encontre des génériques en question, afin de limiter leur entrée sur le marché et de favoriser ses propres produits : le princeps Plavix ainsi que son auto-générique Clopidogrel Winthrop. Le Plavix est un médicament utilisé pour la prévention des récidives des maladies cardiovasculaires graves. C'était un blockbuster de l'industrie pharmaceutique : quatrième médicament le plus vendu au monde, il représentait en 2008 le premier poste de remboursement de l'Assurance maladie en France, soit 625 millions d'euros, avec un taux de remboursement bien plus élevé en France qu'ailleurs, comme beaucoup des produits Sanofi qui ont permis la prospérité de l'entreprise.

En Italie, l'autorité nationale de la concurrence – l'Autorità garante della concorrenza e del mercato – condamne en février 2014 Novartis et Roche à verser 182 millions d'euros pour entente dans l'affaire Lucentis/Avastin, et une enquête au pénal est en cours pour sanctionner les laboratoires au sujet des surcoûts nationaux générés par l'entente : on parle de plus de 1 milliard d'euros. Dans ce dossier, une lettre ouverte à notre initiative[21] est envoyée en 2013 à la ministre de la Santé Marisol Touraine pour dénoncer la circulaire du 11 juillet 2012 – seule en Europe de son espèce – interdisant aux hôpitaux publics de substituer l'Avastin au Lucentis, permettant ainsi à l'industrie du médicament de réaliser davantage de profits au détriment de l'Assurance maladie. Fin août 2015, le ministère de la Santé a annoncé que l'Avastin serait finalement remboursé pour le traitement de la DMLA.

Le sentiment d'impunité des firmes pharmaceutiques, s'il tient à leur situation de monopole sur le médicament, dépend aussi du fait que les autorités publiques succombent à des arguments pas toujours mis sur la place publique – du chantage à l'emploi des industriels à la fierté de conserver une industrie flamboyante alors que les autres secteurs déclinent inéluctablement, mais à un coût insupportable pour la collectivité.

21. Ce sont Serge Rader et Michèle Rivasi qui s'expriment ici.

Chapitre 4
LABORATOIRES ET POUVOIRS PUBLICS : LIAISONS DANGEREUSES ET RELATIONS OPAQUES

Divers éléments participent à créer l'omerta autour du lobby pharmaceutique, le premier d'entre eux étant le chantage à l'emploi.

Les prix des médicaments sont fixés au sein du Comité économique des produits de santé (CEPS), rattaché au ministère de la Santé. Pour justifier des prix élevés, les politiques arguent souvent des menaces de délocalisation de l'industrie pharmaceutique et de destruction des emplois s'ils ne se montrent pas « coopératifs » avec les firmes en question. Pourtant, ce chantage à l'emploi n'empêche en rien la suppression massive de postes dans les industries pharmaceutiques implantées en France. Même le lobby des entreprises du médicament, le Leem, reconnaît qu'elles réduisent leurs effectifs d'environ 2 000 postes par an depuis plusieurs années. Selon le Leem, fin 2012, 100 968 personnes étaient employées par les entreprises pharmaceutiques en France, dont seulement 10 000 chercheurs. Sanofi-Aventis en emploie plus du quart, avec 28 000 salariés. On ne peut donc pas dire que c'est un immense gisement d'emplois pour le pays, comparé à d'autres secteurs comme l'industrie pétrolière, qui salarie plus de 200 000 personnes. Le Leem justifie également ce protectionnisme par le fait que l'industrie pharmaceutique pèse 6 milliards d'euros dans la balance commerciale de la France… alors même que la facture nationale des dépenses de médicaments « surcoûte » 10 milliards d'euros par an à la collectivité.

Le patriotisme industriel

Le soutien des politiques envers le monde pharmaceutique peut également s'expliquer par lc scntiment de fierté nationale de posséder encore une industrie leader dans ce secteur avec Sanofi, cinquième groupe pharmaceutique mondial. Dans son livre *Les Médicamenteurs*, Stéphane Horel rapporte les propos tenus par Jean-François Dehecq, ex-PDG de Sanofi-Aventis, lors des assises de la santé de l'UMP à l'Assemblée nationale : « L'industrie pharmaceutique, c'est l'une des rares industries que peut garder la France [...]. Mon objectif, avec mes godasses tricolores et mes bretelles tricolores, ç'a été depuis le début de bâtir pour la France une industrie pharmaceutique qui soit digne de ce nom[22]. » Un discours qui porte puisque, lors de chaque campagne présidentielle, les principaux candidats à la magistrature suprême se précipitent comme un seul homme aux convocations du Leem pour louer les mérites de l'industrie pharmaceutique et leur soutien indéfectible aux firmes de France.

La Cour des comptes, dans son rapport de 2008 sur la Sécurité sociale[23], accrédite cet attachement des politiques à l'industrie pharmaceutique : « L'objectif du CEPS n'est pas de fixer les prix les plus bas [...]. L'État poursuit également d'autres objectifs, notamment la protection de l'industrie pharmaceutique et la nécessité de financer l'innovation. Cependant, l'aggravation des difficultés financières de l'Assurance maladie et la part accrue du médicament dans l'ensemble de ces dépenses amènent nécessairement à se demander si la France achète au meilleur prix pour l'Assurance maladie par rapport à ce qui

22. Stéphane Horel, *Les Médicamenteurs*, Éditions du Moment, 2010.
23. Cour des comptes, « La Sécurité sociale », septembre 2008.

se pratique à l'étranger, et quel est le bon équilibre entre les divers objectifs poursuivis. » Le patriotisme industriel a donc bien un coût pour le contribuable et pour l'État.

Des cadeaux fiscaux pour Sanofi… qui dégraisse

En 2014, Sanofi, fleuron de l'industrie pharmaceutique française, réalise un chiffre d'affaires de 33,7 milliards d'euros, avec un résultat net d'activité de 6,8 milliards d'euros. Pourtant, entre 2004 et 2014, son budget de recherche et développement est passé de 17 % à 14 % en comparaison de son chiffre d'affaires. Par ailleurs, sur ses différents sites français, le nombre de salariés en CDI dans la recherche pharmaceutique est tombé de 6212 en 2009 à 4237 en janvier 2015, soit une perte nette d'environ 2000 postes.

En France, les dépenses de recherche et développement de la firme s'élèvent à 2,2 milliards d'euros, soit nettement moins que les 3,7 milliards d'euros de dividendes versés aux actionnaires en 2013 – sans compter le 1,8 milliard d'euros de rachat d'actions. Or, selon les organisations syndicales de Sanofi, la totalité des crédits d'impôt recherche (CIR), du crédit d'impôt pour la compétitivité et l'emploi (CICE) et du crédit d'impôt famille-apprentissage perçus par la multinationale est passée de 70 millions d'euros en 2007 à 150 millions d'euros en 2013. Par exemple, le CIR au sein de Sanofi R&D s'élève à 51,56 millions d'euros. Aussi, quand le budget de recherche et développement a diminué de 25 % entre 2008 et 2013, le CIR n'a, lui, diminué que de 15 % sur la même période. Rappelons s'il en était besoin qu'il s'agit là d'argent public. Ainsi, Sanofi perçoit des millions d'euros de crédit d'impôt recherche – censé promouvoir l'emploi scientifique et l'innovation dans les entreprises installées en France – alors que des sites entiers de recherche sont fermés et que, sur les cinq dernières années, 30 % de son personnel de recherche a été supprimé. Pour Thierry Bodin, représentant de la CGT chez Sanofi, « l'entreprise ne devrait pas bénéficier de CIR, elle n'en a pas besoin [...]. Le CIR représente en fait 2 % de ses profits[24] » !

Ces faits remettent en cause les dispositifs d'aides publiques aux entreprises, qui aujourd'hui s'apparentent plus à des cadeaux distribués aux sociétés et aux actionnaires. Chez Sanofi, sur la période 1999-2013, la hausse moyenne du dividende par action est de 16,8 % par an. D'un montant de 0,32 euro en 1999, il atteignait 2,80 euros en 2013.

Pour maintenir l'emploi en France, il convient de conditionner les aides de l'État et des collectivités locales à la sauvegarde des postes et à l'orientation de la recherche sur des maladies émergentes. L'État doit retrouver un rôle de stratège en matière de recherche.

Un bon coup de pouce de l'Union européenne

Sanofi bénéficie également de l'aide publique européenne, comme d'autres groupes pharmaceutiques européens, dans le cadre du programme IMI (Innovative Medicines Initiative), mis en place par la Commission de Bruxelles. L'IMI représente le plus gros partenariat public-privé au monde dans les sciences du vivant, avec un budget de 3,3 milliards d'euros pour la période 2014-2024. La moitié est financée par l'UE (1,6 milliard), le reste par les industriels du médicament, souvent en nature. Dans ce cadre, Sanofi bénéficie du soutien de l'Europe pour développer, entre autres, des antidiabétiques plus appropriés

24. Propos recueillis par Michèle Rivasi en mars 2015.

et toujours plus chers – voilà comment gagner sur tous les tableaux.

Étant corapporteure de ce rapport IMI[25], j'ai déposé des amendements pour faire entrer des experts dans le groupe des PME, afin de définir les orientations de la recherche dans le domaine médical. Rien n'a été acté. Seule la fédération des laboratoires pharmaceutiques et la Commission décident en la matière, dans une opacité absolue.

Le coup du coût de la recherche

Pour justifier le prix souvent prohibitif d'un nouveau médicament mis sur le marché, l'industrie pharmaceutique invoque les coûts de la recherche et du développement de ses nouvelles molécules. Or, la recherche ne représente en moyenne que 5 % du chiffre d'affaires des firmes pharmaceutiques, et le développement nécessaire pour parvenir à l'obtention des mises sur le marché s'élève à 10 % de ce même chiffre d'affaires. De surcroît, une part de plus en plus importante de la recherche des nouvelles molécules est prise en charge par la recherche académique, qui met en évidence et fournit aux industriels les cibles à atteindre par ces nouvelles molécules. En revanche, si la recherche et le développement représentent au maximum 15 % du chiffre d'affaires des firmes, ce sont 20 % à 25 % qui sont consacrés à la publicité et au marketing.

Chez Sanofi, le nombre d'axes thérapeutiques travaillés en interne a fortement baissé. Il ne reste plus comme domaine de recherche que l'oncologie, le système nerveux central et les vaccins, la recherche sur le diabète en Allemagne et les maladies auto-immunes aux États-Unis. Ces dernières années, en France, plusieurs sites de recherche

25. C'est Michèle Rivasi qui s'exprime ici.

ont fermé ou ont été vendus, et un bon nombre d'axes, à l'instar de la recherche sur les maladies cardiovasculaires, ont été abandonnés. La stratégie des labos, c'est l'innovation ouverte – c'est-à-dire partagée avec d'autres acteurs –, les risques étant pris par les petites start-up.

Des essais cliniques maison… relayés par des revues maison

Nicole Delépine dirigeait le service d'oncologie pédiatrique de l'hôpital de Garches, qui a été fermé en août 2014. Elle justifie ainsi la fermeture de son centre : « Il fallait "punir" sa responsable et son équipe d'avoir donné l'alerte sur la dérive des essais thérapeutiques et le caractère antidémocratique du Plan cancer. Ces dénonciations menacent le business juteux des essais et les profits considérables de "Big Pharma" qui en résultent […]. Notre crime est d'avoir publié, dès 1999, que beaucoup d'essais thérapeutiques sponsorisés par les grands laboratoires pharmaceutiques nuisent à un certain nombre de malades qui pourraient être très bien soignés par des traitements existants. Les essais sont réalisés essentiellement dans le but d'obtenir l'autorisation de mise sur le marché d'une drogue à prix élevé et/ou d'élargir les indications déjà reconnues[26]. »

Nicole Delépine et son équipe déplorent en effet la standardisation des protocoles de soins anticancer et l'effacement du choix thérapeutique du médecin. Pour elle, les malades sont traités selon des protocoles identiques et automatiques, calibrés selon l'âge, la taille et le poids de l'enfant, avec une approche purement statistique. L'oncologue défend au contraire l'adaptation individuelle

26. AgoraVox, 16 octobre 2014.

des traitements pour lutter contre le cancer notamment. Ce constat rejoint celui formulé de façon plus nuancée par l'Inspection générale des affaires sociales en 2003 : « Les essais cliniques n'ont pas nécessairement pour finalité de répondre aux besoins concrets des enfants. » Or, les essais représentent la base indispensable du marketing moderne. Selon Nicole Delépine, « en France, les médecins susceptibles d'inclure des malades dans les essais peuvent recevoir entre 3 000 et 7 000 euros par malade. Aux États-Unis, l'inclusion d'un seul patient peut rapporter 42 000 dollars au médecin recruteur » !

Marcia Angell, ex-rédactrice en chef du *New England Journal of Medicine*, a montré quant à elle comment les firmes contrôlent la quasi-totalité des revues médicales, même les plus prestigieuses, *via* la publicité, qui représente souvent plus de 80 % des recettes de ces journaux[27]. En France, seules les revues *Prescrire* et *Pratiques* refusent la publicité. Cette mainmise permet la valorisation des essais concluants, mais elle permet aussi d'éviter ou de retarder les publications relatant l'échec d'un essai clinique ou les risques d'un nouveau médicament. Les laboratoires ont de fait aussi la main sur les recommandations de diagnostic et de prescription.

Pour conclure ce tableau de l'industrie pharmaceutique, il convient de nous attarder maintenant sur la mutation économique de ces entreprises, dictée par le primat du financier sur l'utilité sociale et sanitaire.

27. *La Vérité sur les compagnies pharmaceutiques*, *op. cit.*

Chapitre 5
LA SANTÉ-CASINO

La financiarisation de l'industrie pharmaceutique remonte au milieu des années 1980, avec une mise sous tutelle des laboratoires par les fonds d'investissement spéculatifs. Aujourd'hui, le chiffre d'affaires annuel mondial du secteur frise les 1 000 milliards de dollars et les 200 milliards de bénéfices annuels. Mieux que l'industrie pétrolière !

Des marges colossales

De toutes les industries, c'est l'activité pharmaceutique qui dégage les marges les plus importantes. En 2012, en France, la marge bénéficiaire de Total (pétrole) était de 7 %, celle de LVMH (luxe) de 12 % et celle du plus puissant laboratoire pharmaceutique, Sanofi, de 23 %. Comment expliquer que nos maux génèrent plus de profits que les produits de luxe ?

En 2011, sur les 37,3 milliards d'euros de dividendes versés aux actionnaires du CAC 40, ceux de Sanofi-Aventis en avaient reçu 3,48 milliards. En 2015, le groupe a officiellement redistribué 55 % de ses bénéfices de 2014 à ses actionnaires, contre 40 % en 2007. Cependant, une enquête publiée en décembre 2013 par l'Observatoire des multinationales chiffre plutôt la part de rémunération des actionnaires de Sanofi à hauteur de 70 % du bénéfice total, au-dessus de la moyenne des quarante-sept plus grandes entreprises françaises étudiées dans l'enquête, qui consacrent globalement 60 % de leurs profits aux actionnaires. L'assureur AXA, le pétrolier Total et le banquier BNP Paribas distribuent donc beaucoup moins de dividendes que Sanofi par rapport à la marge qu'ils dégagent[28].

28. Source : multinationales.org.

Une santé boursière insolente

L'industrie pharmaceutique se place au quatrième rang en termes de capitalisation boursière après les banques, les compagnies pétrolières et le secteur informatique. Ce secteur est le seul domaine, avec ceux du luxe, de l'armement et de l'agroalimentaire, à n'avoir pas perdu de sa valeur boursière depuis le début de la crise de 2008 (l'ensemble des entreprises du CAC 40 ont perdu 17 %).

Ainsi, aucune organisation n'est plus rentable aujourd'hui que l'industrie du médicament. Au prix, comme nous allons le voir maintenant, d'une surfacturation et d'une surconsommation médicamenteuse en France.

La valeur boursière de « Big Pharma »

En milliards de dollars

1. Johnson & Johnson (États-Unis) : 240
2. Pfizer (États-Unis) : 207
3. Roche (Suisse) : 200
4. Novartis (Suisse) : 180
5. Merck (États-Unis) : 144
6. Sanofi (France) : 110
7. GlaxoSmithKline (Royaume-Uni) : 82
8. Bristol-Myers Squibb (États-Unis) : 76
9. Amgen (États-Unis) : 75
10. Abbott (États-Unis) : 74

À titre de comparaison : Nestlé : 250 ; Coca-Cola : 190.

Source : John Virapen, *Médicaments. Effets secondaires : la mort*, Le Cherche-Midi, 2014.

DEUXIÈME PARTIE

LA SURPRESCRIPTION ET LA SURFACTURATION MÉDICAMENTEUSE EN FRANCE

« L'obscurantisme est revenu, mais cette fois nous avons affaire à des gens qui se recommandent de la raison. »

Pierre Bourdieu

En juin 2015, la Commission des comptes de la Sécurité sociale (CCSS) estimait le déficit de la Sécurité sociale pour l'année à 13 milliards d'euros, et celui de la branche assurance maladie à 7,2 milliards d'euros (au-dessus du prévisionnel établi fin 2014). En janvier 2015, la Caisse nationale d'assurance maladie (Cnam) reconnaissait elle-même que l'augmentation de ses dépenses 2014 était en grande partie due au remboursement de traitements onéreux contre l'hépatite C – tel le Sovaldi du laboratoire américain Gilead, à 41 000 euros HT le traitement de trois boîtes de vingt-huit comprimés –, effaçant ainsi les économies prévues par le projet de loi de financement de la Sécurité sociale.

Le tournant s'est opéré à la fin des années 1980, quand l'industrie a développé à toute vitesse des monceaux de molécules dans une logique purement financière. Entre 1980 et 2000, on découvre en effet des molécules prometteuses ainsi que de nouveaux traitements en cancérologie, en cardiologie et contre le sida – le seul critère de qualité pour les prescripteurs étant l'obtention de l'autorisation de mise sur le marché (AMM). Après l'an 2000, le marché sature et nous arrivons au bord de l'overdose de médicaments. La perte de brevets des médicaments traditionnels et leur remplacement par des génériques, le piétinement de la recherche et la pression des États pour faire baisser les dépenses publiques de santé entraînent une réorientation stratégique de l'industrie pharmaceutique vers des molécules issues des biotechnologies (protéines thérapeutiques, vaccins et anticorps monoclonaux). Cette stratégie, qui remplace celle des blockbusters (après le scandale du Vioxx) et vise à développer des molécules dites innovantes, est baptisée « blockbuster de niche ».

Dans ce contexte, on constate que le coût global du médicament en France revient à 80 % plus cher qu'en Italie (34 milliards d'euros contre 18 milliards en Italie, à population presque identique). Parmi les remèdes les plus prescrits des deux côtés des Alpes, le Lucentis coûtait 602 euros HT en Italie en mai 2014 contre 877 euros HT en France ; pour l'insuline Lantus, c'est 53 euros/63 euros ; pour le Gardasil, 70 euros/122 euros. À cela s'ajoute le fait que la prescription et la consommation des médicaments en France sont largement supérieures à celles des autres pays européens.

Chapitre 1
LA FRANCE CHAMPIONNE DU MONDE DE LA CONSOMMATION DE MÉDICAMENTS

Déjà, en 2007, dans son rapport sur la Sécurité sociale, la Cour des comptes affirmait que « la France se caractérise par un niveau de prescription et de consommation de médicaments supérieur à celui de ses voisins européens, sans que cela se justifie par des indicateurs de morbidité ou de mortalité différents ».

Surprescription médicamenteuse

Les Français sont les plus gros consommateurs de médicaments en Europe, et ce depuis plusieurs décennies. Chaque année, ils y consacrent 2 % du produit national brut (PNB) : c'est entre 50 % et 100 % de plus que nos voisins les plus proches.

En 2011, en France, la consommation de soins et de biens médicaux a culminé à 180 milliards d'euros, soit 2 762 euros par habitant, un chiffre en progression de 2,7 % par rapport à 2010, et en 2014 elle dépasse les 190 milliards d'euros, contre 109 milliards en Italie[29]. Toujours en 2011, la consommation de médicaments et des autres produits pharmaceutiques a atteint 532 euros par habitant. Il s'agit bien entendu d'une moyenne qui recouvre de fortes disparités : ce sont les personnes âgées et celles atteintes de maladies graves qui consomment le plus. Le rapport annuel 2006 de l'Organisation de coopération et de développement économiques (OCDE) montre que nous nous situons au deuxième rang mondial derrière les États-Unis en termes de dépenses pharmaceutiques, la dépense

29. Source : ministère de la Santé.

moyenne par personne s'élevant à 792 dollars aux États-Unis contre 554 dollars en France (à parité de pouvoir d'achat entre les pays). Les Pays-Bas ne sont qu'à 318 dollars, la Suède à 351 dollars. Si nous regardons l'évolution de l'achat de médicaments par habitant, on constate que celle-ci est en hausse linéaire depuis les années 1980, qui constituent un tournant dans la politique du médicament en France. Ainsi, nous sommes passés d'une dépense annuelle par habitant de 95 euros en 1980 à 258 euros en 1990, 414 euros en 2000 et 520 euros en 2010.

En 2008, le rapport de la députée socialiste Catherine Lemorton[30] préconisait de faire évoluer les comportements des prescripteurs et des consommateurs par une meilleure information sur le médicament et le développement de l'éducation thérapeutique. Il recommandait également de s'appuyer sur le réseau des pharmacies d'officine pour promouvoir les génériques et développer une automédication responsable. Force est de constater que ce rapport a vite été enterré.

Les mécanismes de la surprescription

Quelles sont les raisons d'une telle hausse de la consommation? On crée la demande en attisant les peurs pour vendre toujours plus, comme le montrent les campagnes vaccinales contre la grippe H1N1 ou les papillomavirus (Gardasil). On a également démultiplié le nombre de patients chroniques en abaissant la norme des constantes sanguines de la tension, passées de 16/9 à 13/7, du diabète (de 1,4 gramme à 0,8-1,1 gramme), du cholestérol (inférieur à 3 grammes en 1985, à 2 grammes actuellement, avec un nombre de patients ainsi multiplié par sept en quelques

30. Catherine Lemorton, « Rapport d'information sur la prescription, la consommation et la fiscalité des médicaments », avril 2008.

années). Il faut que l'être humain soit un malade chronique, alors que le médicament doit correspondre à un besoin réel. On se souvient d'une publicité de Pfizer en 2003 affirmant que le cholestérol envoyait directement aux urgences pour infarctus, ou bien de son affiche montrant un cadavre à la morgue, pour vendre la statine Tahor anticholestérol ! C'est ainsi que le professeur Chapman, spécialiste de l'athérome et des dyslipidémies à la Pitié-Salpêtrière, à Paris – et proche de Pfizer et de Merck –, voulait en prescrire à tout le monde en prévention après 50 ans, alors que c'est inefficace et inutile dans ce cas, avec de surcroît des effets collatéraux.

Et gare à ceux qui s'afficheraient ouvertement défavorables à la surprescription des statines ! En 2003, le médecin, journaliste et écrivain Martin Winckler se permet de dire, dans une chronique sur France Inter, qu'elles sont alors trop prescrites et comportent des effets secondaires sérieux, notamment des myalgies (douleurs musculaires) mais aussi de possibles troubles du foie. Il ose affirmer qu'elles ne devraient être données qu'aux familles à cholestérol ou après 50 ans en cas d'obésité, d'hypertension, d'accident vasculaire cérébral, de diabète ou de consommation importante de tabac. Il est alors privé d'antenne et migre au Canada. Même position et mise au pilori par « l'Inquisition » pharmaceutique pour Michel de Lorgeril, cardiologue, nutritionniste et chercheur au CNRS, qui dénonce en 2007 l'arnaque mondialisée du cholestérol et des statines, privilégiant la diète méditerranéenne à l'huile d'olive et la pratique de sports. Idem pour le pneumologue Philippe Even, directeur de l'Institut Necker et ancien doyen de la faculté de médecine de Paris[31], refoulé

31. Auteur du *Guide des 4 000 médicaments utiles, inutiles ou dangereux*, *op. cit.*, et de *La Vérité sur le cholestérol*, Le Cherche-Midi, 2013.

en 2013 du Congrès national de cardiologie. Le *Guide des 4 000 médicaments utiles, inutiles et dangereux* qu'il a signé avec le professeur Bernard Debré a valu à ses auteurs le dépôt de sept cent cinquante plaintes au Conseil de l'ordre des médecins : alors qu'ils n'exercent plus, l'instance disciplinaire leur a infligé six mois d'interdiction de pratique médicale (à comparer avec les six mois d'interdiction, dont trois avec sursis, dont a écopé le docteur et ministre Jérôme Cahuzac en 2014 pour avoir menti devant l'Assemblée nationale…). Et ce, alors même qu'ils sont soutenus par quinze membres de l'Académie des sciences, par une pétition de quinze mille médecins favorables à leur cause et par le Formindep, association de médecins, de patients et de citoyens pour une information indépendante de l'industrie. La décision est toujours en renvoi d'appel, ce qui témoigne d'un certain embarras du Conseil de l'ordre.

Des génériques trop peu prescrits et trop chers

Les génériques, dans l'Hexagone, sont les plus chers d'Europe (en dehors de la Suisse) et les moins prescrits. Ils sont 30 % plus chers en moyenne qu'en Italie, avec des pics à 100 % pour des spécialités à forte rotation de vente. Leurs prescriptions sont deux fois moins importantes qu'au Royaume-Uni, aux Pays-Bas ou en Allemagne.

Ce déficit de prescription des génériques s'explique certes en partie par les situations d'entente révélées plus haut, mais pas seulement. Il faut rappeler par exemple que, en mai 2013, Sanofi s'est fait condamner à une amende de 40 millions d'euros pour « dénigrement de génériques ». Les laboratoires Lundbeck et Servier, eux, ont été épinglés par la Commission européenne pour leur pratique de « *pay for delay* », consistant à rémunérer un fabricant de génériques pour qu'il accepte de retarder l'arrivée de son produit sur le marché. Le rôle des visiteurs médicaux, promouvant les qualités supposées de nouveaux médicaments auprès des médecins, constitue aussi un frein à la prescription des génériques. Enfin, l'hôpital joue un rôle important en la matière, car il est souvent à l'origine de la prescription initiale (20 % de la dépense en délivrance de ville), suivie par le médecin de famille.

Inutiles, dangereux… mais surconsommés

Une liste quasi exhaustive des médicaments inutiles ou dangereux a été dressée dans l'ouvrage des professeurs Philippe Even et Bernard Debré déjà évoqué. Citons par exemple le cas emblématique des gliptines, de nouveaux antidiabétiques avec un niveau 5 d'amélioration du service médical rendu (ASMR), soit une plus-value thérapeutique inexistante, qui ont pourtant dépassé les 500 millions d'euros de remboursement en 2013 en dépit de risques de pancréatites et de probables effets secondaires cardiovasculaires. Idem pour les nouveaux anticoagulants oraux (Naco) tels que le Xarelto ou le Pradaxa, qui ont un coût élevé malgré une ASMR 5. En outre, ils sont beaucoup trop prescrits, alors que la Haute Autorité de santé (HAS) déclare qu'ils ne doivent l'être qu'en deuxième intention. Autre exemple : les antirhumatismaux, très chers et beaucoup trop recommandés, avec des effets secondaires importants pour des résultats généralement non significatifs, comme le démontrent quatre études indépendantes (une suédoise, une finlandaise et deux américaines) qui prouvent la non-infériorité de la trithérapie conventionnelle (Méthotrexate/Plaquenil/Salazopyrine, à 480 euros le traitement annuel, *versus* Méthotrexate/Influximab ou

Etanercept, à 12 500 euros le traitement annuel). La prise en charge de ces médicaments a dépassé le milliard d'euros en France, contre 581,3 millions d'euros en Italie. Enfin, le Crestor (statine anticholestérol, ASMR 5) n'a pas encore de générique et coûte trois fois plus cher que toutes les autres statines génériquées. La France en consomme 46 % de plus que la moyenne européenne, alors que 80 % des personnes décédées par infarctus avaient un taux de cholestérol normal.

Ainsi, la surconsommation de médicaments et de produits de santé en France est flagrante et systémique. Il faut ajouter à ce fait un prix largement supérieur à celui de nos voisins européens, comme nous allons le voir maintenant.

Chapitre 2
LE COÛT EXTRAVAGANT DU MÉDICAMENT EN FRANCE

Au milieu des années 2000, le blockbuster de Sanofi-Aventis est le Plavix, le médicament le plus onéreux pour la Sécu en 2008, avec 625 millions d'euros remboursés, toutes caisses confondues. Prescrit aux victimes d'AVC ou d'infarctus, il ne présenterait, selon Philippe Even, pas plus de vertus que l'aspirine à 75 milligrammes, qui fluidifie aussi bien le sang et empêche la formation de caillots. Or, en 2008, la boîte de Plavix coûtait 56 euros, contre 2,81 euros la boîte de Kardégic. Un exemple flagrant de la « pompe à finances » que représentent l'État et les citoyens pour les firmes pharmaceutiques.

Le Comité économique des produits de santé (CEPS), qui fixe le prix des médicaments en France, affirme se référer aux tarifs espagnols, britanniques, allemands et italiens. La réalité est tout autre : pour des volumes ponctuels largement plus prescrits en France, les prix restent en effet bien supérieurs à ceux de nos voisins européens. La conséquence, on la connaît : des déficits devenus insupportables, alors que toute l'Europe a équilibré ses budgets de santé. Une situation qui pourrait devenir dramatique en remettant en cause notre système de protection sociale solidaire.

Nous l'avons vu, le coût exorbitant des médicaments récemment placés sur le marché par rapport aux produits plus anciens n'a pas de justification en termes de coûts de développement. Il n'en a pas non plus en tant que rémunération d'une éventuelle prise de risque : les valeurs du secteur pharmaceutique sont des valeurs « défensives » en Bourse, c'est-à-dire plus insensibles que les autres aux cycles économiques et à tout type de risque. Enfin, l'argument selon lequel il faudrait valoriser les nouveaux médicaments, quels qu'ils soient, pour pouvoir financer de nouvelles recherches n'est pas recevable non plus : une politique de prix trop conciliante est en réalité contre-productive. En effet, toute entreprise optimise le rapport bénéfice/risque de ses investissements. Si une firme pharmaceutique sait que les autorités accorderont un prix élevé à de fausses innovations, elle se tournera de plus en plus vers celles-ci, car elles présentent un risque quasi nul (coûts, délais et résultats sans surprise), contrairement à de véritables innovations, qui présentent un risque réel, et ce pour un bénéfice financier similaire. Ou comment la fausse innovation devient plus rentable que la vraie !

Les produits ayant reçu une AMM ces vingt dernières années peuvent se classer en trois catégories :

– l'evergreening : on recycle de vieilles molécules en les assemblant dans des combinaisons à dosage fixe ou en obtenant une nouvelle indication ;

– les « me-too », molécules nouvelles mais résultant d'une modification minime et sans intérêt thérapeutique d'une molécule existante ;

– les véritables innovations (molécules nouvelles d'une classe nouvelle), ces dernières étant généralement développées à l'extérieur de la firme, par la recherche publique puis par des PME, avant d'être rachetées au stade des essais cliniques.

Du fait de cette politique des prix très conciliante, les deux premières catégories de médicaments – sans intérêt véritable pour les patients – représentent aujourd'hui plus de 90 % des autorisations de mise sur le marché. Et la recherche pharmaceutique privée s'en trouve étouffée.

En 2001 puis en 2006, le Haut Conseil pour l'avenir de l'Assurance maladie (HCAAM) émet le vœu que les prix des « me-too » et des génériques comparateurs convergent, un souhait réaffirmé par la Cour des comptes dans son rapport annuel 2011 sur les comptes de l'Assurance maladie. Las, en 2012, l'Institut de recherche et documentation en économie de la santé (Irdes) observe dans un rapport sur « les déterminants de l'écart de prix entre médicaments similaires et le premier entrant d'une classe thérapeutique » un écart de prix moyen de 59 % en faveur des médicaments les plus récents, avec des anomalies particulièrement criantes dans certaines classes. Les chercheurs expriment ainsi leur étonnement : « La proportionnalité entre le progrès thérapeutique et la marge de prix consentie peut quelquefois être questionnée. Ainsi, une faible innovation cumulée dans une classe est parfois récompensée par un écart de prix très important (exemple de la classe des antidiabétiques A10BB, dans laquelle l'innovation cumulée est égale à 1 pour des écarts de prix par rapport au premier entrant qui atteignent 437 %). Par ailleurs, dans certaines classes, des écarts de prix conséquents coexistent avec une absence de progrès thérapeutique cumulé (exemple de la classe des IEC exclusifs pour hypertension artérielle et cardiopathie ischémique, qui présente une innovation cumulée nulle pour des écarts de prix qui atteignent 394 %). »

Des génériques plus chers

En France, les génériques demeurent beaucoup plus onéreux qu'en Italie[32]. Par exemple, l'antihypertenseur Bisoprolol est à 6,37 euros chez nous contre 4,86 euros de l'autre côté des Alpes. L'antibiotique Ciprofloxacine est à 8,15 euros contre 3,88 euros : l'économie potentielle est

32. Prix au 1er janvier 2015.

de 6,75 millions d'euros à TVA égale. La Bicalutamide, contre le cancer de la prostate, est à 55,02 euros contre 29,64 euros : l'économie serait de 4,81 millions d'euros si la France alignait ses prix sur ceux de l'Italie.

Quelques exemples de différences de prix[33]

Génériques	Prix France TVA 2,1 %	Prix Italie TVA 10 %	Remboursement régime général 2013 (M€)	Économie (M€)	Économie à TVA identique (
Alfuzosine 10LP (hypertrophie de la prostate)	13,81	8,72	11,43 sur 26,96	9,94	11,17
Ramipril 2,5 mg (hypertension artérielle)	6,14	2,83	14,5	7,82	8,29
Ramipril 5	7,50	4,92	24,2	8,33	9,45
Ramipril 10	10,77	6,36	21,3	8,72	9,63
Amlodipine 5 (hypertension artérielle)	6,12	3,72	29	11,37	12,65
Sertraline 50 (dépression)	9,09	5,96	14	4,82	5,48
Lévofloxacine 500/5 (antibiotique)	12,09	6,21	7,3	3,55	3,82
Fluoxétine 20 (dépression)	4,42/14	2,53/12	14,6	4,85	5,54
Fluoxétine 20 mg 28 cp	7,85	6,06	6,6	1,51	1,88
Anastrozole (cancer du sein)	47,83	35,57	20	5,13	6,19
Tamoxifène 20 (cancer du sein)	8,76/30	4,55/20	5	1,10	1,39

33. Sur la base des tarifs de 2014. Tableau réalisé par Serge Rader, en s'appuyant sur les sources officielles des ministères de la Santé italien et français avec un contrôle aléatoire dans les pharmacies.

Notons que le Ramipril est le cinquième médicament le plus vendu en volume en Italie, l'Amlodipine le septième. Leurs princeps sont encore largement prescrits en France, et à des tarifs très supérieurs. De surcroît, en Italie, la différence de prix entre le princeps et le générique est toujours à la charge de l'assuré, ce qui est logique et justifié pour des produits identiques. La Mutualité française estime à 1 milliard d'euros l'économie à réaliser sur les 18 % de refus moyen du générique en France par le patient.

Une facture pharmaceutique frappée d'obésité

Passées de 5 milliards d'euros en 1980 à 35 milliards d'euros en 2010, les dépenses de médicaments prises en charge par la Sécurité sociale et les complémentaires se sont stabilisées, nous l'avons vu, autour de 34 milliards d'euros. Cette facture est de 40 % à 85 % plus élevée que celle des principaux pays européens. La raison de cette différence? Nos voisins ont engagé des politiques d'encadrement strict du prix des médicaments. Ils ont développé massivement le recours aux génériques, par ailleurs beaucoup moins chers qu'en France. Leurs prescriptions médicales sont mieux adaptées et plus économes en nouveaux médicaments sans plus-value thérapeutique, ces fameux « me-too » qui coûtent plus cher que les anciens produits, à l'instar des gliptines antidiabète (dix fois plus chères) ou des nouveaux anticoagulants oraux (vingt-cinq fois). Ces spécialités représentent 90 % des nouveautés de ces dernières années et n'ont pour objectif que de faire grimper le cours de Bourse des entreprises pharmaceutiques. Or, la France en est très friande, résultat de l'intense matraquage marketing des laboratoires auprès de praticiens peu enclins à la critique.

C'est ainsi que nous consommons 46 % de plus, en quantité, de statines anticholestérol que la moyenne européenne. Sur les quatre molécules génériquées du marché (SimvaS, PravaS, FluvaS, AtorV) – encore deux fois plus chères qu'ailleurs, au demeurant –, on prescrit près de 60 % de Crestor, classé ASMR 5, le seul qui ne soit pas générique. Il occupe la troisième place des dépenses en 2013 (343 millions d'euros) et coûte trois fois plus cher que les génériques précités.

Le match France/Italie

18 milliards d'euros contre 34 milliards d'euros : nous l'avons vu, à population presque égale et pour des résultats sanitaires semblables, l'Italie gagne le match des dépenses de santé. Depuis 2006, elle a baissé de plus de 30 % les prix de ses médicaments conventionnés de ville, les ramenant à ceux pratiqués en 2001. Il faut dire que l'opération Mani pulite (« mains propres ») contre la corruption, menée par le juge Di Pietro, a constitué un élément déclencheur, avec de nombreux laboratoires condamnés ainsi que des politiciens, membres fonctionnaires, experts et professeurs émérites des commissions sanitaires.

Les comparatifs de prix entre les deux pays montrent qu'une économie de 10 milliards d'euros pourrait être réalisée sur notre facture pharmaceutique nationale. Cette reprise en main du coût du médicament résorberait notre déficit permanent de la Sécurité sociale et donnerait des marges de manœuvre aux politiques pour améliorer notre hôpital public, redynamiser notre recherche publique, revaloriser les honoraires conventionnels et combler les besoins dans le handicap et la dépendance. Hélas, les lois de programmation annuelle de la Sécurité sociale se suivent et se ressemblent : trop timides et simplement comptables, elles n'aspirent qu'à quelques centaines de millions d'euros d'économies sur le médicament de croisière. De surcroît, les prévisions d'économies ne se réalisent jamais, en raison de la sortie de ces nouveaux médicaments sans plus-value thérapeutique sur lesquels se ruent les prescripteurs formatés par l'industrie. Le véritable problème est qu'aucun gouvernement, de gauche comme de droite, n'a encore eu la volonté d'engager les réformes de structure nécessaires, tout en continuant de crier au déficit. Un déficit que l'on fait porter exclusivement sur les usagers, *via* des prélèvements sociaux à fonds perdu : ces derniers sont passés de 3,9 % en 1997 pour la contribution sociale généralisée (CSG) et la contribution pour le remboursement de la dette sociale (CRDS) à 15,5 % aujourd'hui. Si l'on ne coupe pas le cordon ombilical reliant les décideurs aux multinationales pharmaceutiques, il y aura peu de chance de préserver un système solidaire de protection sociale. D'où l'absolue nécessité d'injecter enfin de la transparence dans la fixation des prix, afin de maintenir ce droit fondamental et de rétablir la confiance dans la responsabilité politique.

Voici un comparatif France/Italie de ces molécules chères et à gros budget de remboursement, donc à fort potentiel d'économie pour notre système de sécurité sociale[34] :

– Lucentis (Novartis), contre la dégénérescence maculaire de l'œil : nº 1 en France, remboursé à 100 % par la Sécurité sociale, soit 428,6 millions d'euros en 2013. Ce montant est de 86,7 millions en Italie, qui utilise plutôt l'Avastin Roche, 30 fois moins cher, sur décision de

34. Le prix des médicaments est indiqué en TTC. Le montant TTC italien est extrapolé en tenant compte des différences de TVA entre la France et l'Italie et du coût de la distribution en France.

l'autorité sanitaire, suite à la condamnation par l'antitrust italien pour entente entre les deux laboratoires. En 2014, le traitement d'une injection coûtait 690 euros en Italie contre un prix moyen de 852 euros en France. Soit une économie potentielle, à prix équivalent, de 77,7 millions d'euros pour les 480 000 boîtes prescrites en France, et bien plus avec l'utilisation de l'Avastin (environ 30 euros l'injection), aussi efficace et sûr ;

– Insuline Lantus (Sanofi), antidiabétique : n° 7, avec un montant remboursé de 221,5 millions d'euros. Son prix est de 53,97 euros en Italie et de 63,24 euros en France. Une économie de 32,5 millions d'euros est possible à prix équivalent ;

– Truvada 30 cpr (Gilead), anti-VIH : n° 8, avec un montant remboursé à 100 % de 203,3 millions d'euros. Son prix extrapolé est de 469,12 euros en Italie contre 520,04 euros en France. Malgré une légère baisse de prix fin 2014, une économie de 14 millions d'euros reste possible ;

– Glivec (Novartis), antileucémique : n° 10, avec un montant remboursé à 100 % de 178,8 millions d'euros. Pour les deux dosages à 100 milligrammes et 400 milligrammes, l'économie potentielle est de 18,56 millions d'euros ;

– Zytiga (Janssen-Cilag), contre le cancer de la prostate : le prix italien extrapolé atteint 3 011,21 euros pour un prix en France de 3 612,58 euros. Une économie de 16,7 millions d'euros pourrait être réalisée sur les 100,5 millions pris en charge par le régime général en 2013 ;

– les médicaments anti-VIH sont particulièrement onéreux pour la protection sociale. Pour ne citer que neuf spécialités représentant 545,15 millions d'euros de prise en charge (Atripla, Isentress, Reyataz, Presista 400 et 600,

Eviplera, Viread, Kaletra, Sustiva), une économie potentielle de 86,5 millions d'euros est réalisable, soit près de 16 % du montant.

Comparer la pharmacopée transalpine et la nôtre permet également d'identifier des dysfonctionnements chez nous, comme l'absence de génériques pour certains médicaments très courants :

– Doliprane (Sanofi) est numéro quatre des ventes, avec un montant remboursé en 2013 de 315 millions d'euros (276,1 millions en 2012 et 231,4 millions en 2011).

– Pyostacine 500 (Sanofi) est un antibiotique mis sur le marché en 1973. Le traitement habituel est de deux boîtes de seize comprimés à 24,28 euros chacune. Une économie de 50 % serait réaliste s'il existait des génériques, pour un remboursement du régime général de 76,1 millions d'euros sur les 106,6 millions d'euros présentés en 2013.

Des prix illégaux ?

La loi fait du progrès thérapeutique – mesuré par l'amélioration du service médical rendu (ASMR) – le principal critère de fixation des prix. Il semble pourtant que d'autres critères prennent le pas, en toute opacité et en toute illégalité. En effet, notre code de la Sécurité sociale présente, en théorie, un garde-fou contre les fausses innovations : l'article R163-5. Selon cet article (alinéa 2), sont notamment exclus de la prise en charge par l'Assurance maladie « les médicaments qui n'apportent ni amélioration du service médical rendu appréciée par la commission [...] ni économie dans le coût du traitement médicamenteux ». Ainsi, un médicament classé ASMR 5 – c'est-à-dire n'apportant aucun progrès thérapeutique selon l'évaluation de la Haute Autorité de santé – ne peut être inscrit par le ministre de la

Santé sur la liste des médicaments remboursables qu'à la condition de démontrer une « économie dans le traitement médicamenteux ».

L'expérience démontre que cet article de loi est constamment bafoué par le Comité économique des produits de santé et les ministres de la Santé successifs, qui accordent systématiquement à des produits ASMR 5 des prix bien supérieurs aux médicaments de premier choix. Chargé du contrôle de la loi, le Sénat s'en est ému par la voix de François Autain, spécialiste des politiques de santé. Curieux des raisons de ces anomalies récurrentes, le sénateur pose une question écrite dès 2008 à la ministre de la Santé d'alors, Roselyne Bachelot, citant un rapport de la Caisse nationale d'assurance maladie[35] selon lequel 40 % de la hausse des dépenses de médicaments remboursés est imputable à des médicaments sans progrès thérapeutique – ceux-là mêmes dont le remboursement est conditionné aux économies qu'ils sont censés permettre à l'Assurance maladie. La ministre ne répondra qu'un an plus tard. Ou plutôt, elle déléguera son secrétaire d'État aux sports, Bernard Laporte, lequel affirme que « les économies entraînées par l'application de l'article R163-5, 2° du code de la Sécurité sociale ne peuvent pas être calculées aisément et de façon fiable ». On ne saurait mieux dire.

L'absurdité de la situation est particulièrement criante avec le Crestor, destiné à abaisser le taux de cholestérol, en prévention des accidents cardiaques. La Haute Autorité de santé a jugé que sa molécule, la rosuvastatine, ne présentait aucun intérêt particulier par rapport aux nombreuses statines déjà présentes sur le marché, et lui a donc donné une

35. Cnam, « Dépenses de médicaments en 2007 : quels sont les principaux moteurs de la croissance ? », mars 2008.

ASMR 5. En conséquence, le Crestor n'aurait dû être pris en charge par l'Assurance maladie qu'à la condition de lui permettre de faire des économies. Or, son prix demeure trois fois supérieur à celui des autres statines génériquées (uniformisé à 9,24 euros la boîte, deux fois plus qu'ailleurs en Europe), avec lesquelles il est pourtant jugé parfaitement interchangeable. Malgré cela, le Crestor est rapidement devenu, à grand renfort de marketing, la statine la plus prescrite en France, avec près de 60 % des ordonnances. En prescription de ville, c'est le troisième médicament le plus coûteux pour l'Assurance maladie, avec 342,8 millions d'euros de remboursement en 2013. L'Assurance maladie a tenté d'endiguer la gabegie : depuis juin 2014, les prescriptions de Crestor sont soumises à entente préalable. Cette usine à gaz est la seule arme dont dispose la Cnam, qui n'a aucun moyen d'action ni sur les produits qu'elle doit rembourser ni sur leur prix pour tenter de pallier les dégâts causés par la décision fautive du CEPS et du ministère de la Santé.

Un système de distribution inéquitable

À côté des médicaments remboursés par la Sécurité sociale, il y a aussi les médicaments non remboursés. Sur ces derniers, on constate des différences de prix parfois importantes d'une officine à l'autre. C'est là une autre source d'iniquité dans notre système d'accès aux soins. Pour comprendre ce déséquilibre, intéressons-nous au système de distribution.

Dans un premier temps, les lois Galland et Raffarin du 1er juillet 1996 sur la concurrence et la liberté des prix ont renforcé la position des laboratoires face à la volonté des pharmaciens de se structurer pour rester compétitifs en matière de prix. Puis la loi du 4 août 2008, dite loi de modernisation de l'économie, portée par le rapporteur – Emmanuel Macron – de la Commission Attali, a supprimé les notions de refus de vente abusif, abus de position dominante et conditions de vente discriminatoires. Elle a renforcé la dérive libérale des firmes pharmaceutiques, qui contrôlent désormais toute la distribution, à rebours de tous les autres secteurs économiques. Une spécificité due à la puissance de ce lobby. Le décret de juin 2009, instituant les centrales d'achat de pharmaciens, aurait pu constituer un progrès, mais il reste inopérant à ce jour, car l'industrie pharmaceutique refuse de leur accorder les conditions commerciales quantitatives des ventes directes.

Ainsi, la distribution des produits de santé n'a guère évolué depuis plus de vingt ans, alors que plus d'un millier de médicaments ont été déremboursés, et aucun gouvernement n'a voulu entendre le problème, préférant protéger les intérêts des multinationales. Les laboratoires continuent donc de distribuer leurs médicaments selon deux canaux principaux. Premièrement, les grossistes-répartiteurs sont livrés au prix catalogue minoré d'une remise de 14,75 % qui constitue leur marge brute, quel que soit le volume commandé. Les grossistes revendent les produits aux pharmaciens à ce prix catalogue, avec quelques points de remise appliqués le mois suivant. Malgré l'incongruité de ce modèle de fonctionnement, aucun des trois grossistes nationaux (OCP Gehe, Alliance-Healthcare et Astera), pourtant réunis dans la même chambre syndicale, n'ose décrier cette pratique ancestrale qui ne repose sur rien, de peur de s'attirer les représailles économiques de l'industrie pharmaceutique. Le second canal est celui des représentants des laboratoires, qui démarchent les pharmacies en fonction de leur potentiel décroissant d'achats, avec des remises/volumes discrétionnaires qui atteignent 50 % et plus. Il est clair que les petites et les moyennes pharmacies ne peuvent pas suivre, quand les plus importantes sont classées en *gold*, *silver*, etc. On est dans une logique de business pure et dure, et non dans un esprit de service public de proximité à la population, qui inclut celle de prix raisonnable pour le même produit.

Les prix publics varient ainsi du simple au double selon le canal d'approvisionnement de la pharmacie, obligeant la population à naviguer d'une officine à l'autre pour trouver son produit habituel au meilleur prix. C'est bien entendu préjudiciable aux populations peu mobiles ou isolées, comme les personnes âgées. En outre, ce système fragilise l'officine de proximité, censée répondre aux besoins locaux (la prise en charge des personnes dépendantes, notamment). La solution serait donc de permettre aux grossistes-répartiteurs et aux groupements de pharmaciens d'acheter aux laboratoires avec des remises quantitatives au moins égales à celles accordées aux officines par les laboratoires. Aucun gouvernement n'a voulu se saisir du problème à ce jour, et la solution n'est certainement pas le passage en grande distribution des médicaments non remboursés : chez Carrefour, en Italie, après dix ans de libéralisation du marché, les prix sont de 60 % à 100 % plus élevés que dans les officines françaises.

Ce tour d'horizon du prix du médicament en France ainsi que les comparaisons effectuées avec d'autres pays révèlent l'inconséquence des responsables politiques. Et nous n'avons donné là qu'un faible aperçu des économies considérables que nous pourrions réaliser. Il conviendrait de passer la dizaine de milliers de spécialités de la pharmacopée française au prisme des données tarifaires européennes et de réorienter la prescription médicale, dans l'intérêt de la santé publique et de l'équilibre des comptes sociaux. Voyons maintenant comment nous en sommes arrivés à cette dérive de la dépense. Pour cela, nous avons identifié deux grandes périodes précédant la situation actuelle : un « âge d'or » suivi d'une période d'argent roi et de corruption.

Chapitre 3
DES QUARANTE GLORIEUSES AUX TRENTE MAFIEUSES

L'industrie pharmaceutique naît au XIXe siècle avec la mutation industrielle de grosses pharmacies en Europe et aux États-Unis. Son essor date des années 1920 et 1930, avec la découverte de la pénicilline puis de l'insuline. La législation se développe alors pour encadrer les expérimentations et valider les médicaments avant leur mise à disposition. C'est à cette époque qu'apparaît aussi la distinction entre les médicaments nécessitant une ordonnance et ceux en vente libre. Cependant, il faut attendre l'après-guerre pour voir l'industrie pharmaceutique exploser et prendre son visage contemporain.

1945-1985 : les Quarante Glorieuses

L'avènement de la Sécurité sociale en octobre 1945, après les souffrances et les privations de la Seconde Guerre mondiale, témoigne d'une éthique : la volonté d'améliorer l'état sanitaire de la population. S'ouvrent quarante années marquées par des avancées thérapeutiques majeures dans tous les domaines : antibiotiques, anti-inflammatoires, antihypertenseurs, antidiabétiques sauveront, prolongeront et amélioreront la vie de millions de personnes. Au cours des années 1950, la pilule contraceptive (dont la vente sera autorisée en France à partir de 1967), la cortisone, les médicaments régulateurs de la pression artérielle et de lutte contre les maladies cardiovasculaires voient le jour. Le secteur des médicaments contre les troubles psychiatriques et de l'humeur émerge également, avec l'apparition du Valium (diazépam) en 1960, qui commence à être délivré en 1963 et qui deviendra le médicament le plus prescrit de l'histoire de la pharmacie.

Après-guerre, la législation relative à l'encadrement de l'industrie pharmaceutique se met en place et les agences sanitaires apparaissent. La Food and Drug Administration (FDA), créée aux États-Unis, vise à réguler et à contrôler le marché, jusqu'alors très libre. Elle sera placée sous l'autorité du ministère de la Santé, de l'Éducation et du Bien-Être à partir de 1953. En France, il faut attendre 1993 et la création de l'Agence du médicament (aujourd'hui ANSM) pour voir apparaître un organe de contrôle similaire.

En 1964, l'Association médicale mondiale publie la Déclaration d'Helsinki, qui pose les règles de la recherche clinique pour les nouveaux médicaments. On demande alors aux compagnies pharmaceutiques de prouver l'efficacité des tests médicaux avant d'autoriser la mise sur le marché d'un remède. La course aux dépôts de brevets débute dans les années 1970, tandis que cette industrie florissante se mondialise.

Le prix des médicaments est encore raisonnable : avant 1985, aucun ne dépasse l'équivalent de 10 euros, avec un peloton autour de 4 euros, et tous sont remboursés, des anti-asthéniques aux pastilles pour la gorge en passant par les collutoires, les sirops ou les vitamines. On ne connaît ni les déficits ni les abus, pas plus que les résistances aux antibiotiques. Et les drames à déplorer (le Thalidomide dans les années 1950-1960, déjà cité, ou le talc Morhange en 1972, ayant entraîné la mort ou l'intoxication de plusieurs dizaines d'enfants) sont accidentels et non imputables à la recherche du maximum de profit par tous les moyens. Alors, pourquoi ce qui était possible hier ne l'est-il plus aujourd'hui ?

1985-2015 : les Trente Mafieuses

Cette seconde période est caractérisée par l'envol des prix, des déremboursements massifs, un déficit permanent et de multiples scandales, avec une justice peu opérante ou empêchée, comme nous le verrons plus loin.

Dès 1985, les firmes pharmaceutiques rencontrent une réelle difficulté à trouver des nouveautés. Le marché ne peut plus s'élargir, il faut donc augmenter les prix et le nombre de patients pour accroître sa rentabilité, étoffer sa structure en fusionnant et asseoir son influence auprès des décideurs politiques. C'est de cette période que date l'entrée en Bourse des grands laboratoires, avec des actionnaires toujours plus gourmands et des directions jugées à leurs résultats financiers. La logique du profit maximum en un minimum de temps s'impose.

L'État leur ayant abandonné toute la recherche, les marchands de remèdes convainquent les politiques qu'il faut beaucoup d'argent pour trouver une molécule. À partir de 1988, on baisse donc progressivement les marges des intermédiaires, des grossistes et des pharmaciens, tandis que celles de l'industrie montent de 58 % à 73 % du prix HT du médicament, avec une facture nationale multipliée par sept en trente ans. Riches et puissantes, les firmes pénètrent toutes les instances sanitaires (OMS, agences nationales de santé, commissions, instituts, comités, conseils, établissements...), où elles placent les scientifiques médicaux dont elles ont financé la carrière. Elles s'assurent l'appui de politiques jusque dans leurs conseils d'administration, comme nous le verrons plus loin.

La marge ainsi prise à la distribution et à la dispensation du médicament devait servir à l'innovation biotechnologique, car l'industrie chimique arrive à la fin d'un modèle économique. Au lieu de cela, cette manne est mise au service d'un marketing outrancier pour faire prescrire et surconsommer, relayé par une presse médicale gratuite et sous contrôle de l'industrie. Les outils de ce forcing en direction des prescripteurs : un réseau de visiteurs médicaux qui compte encore en France quelque 18 000 représentants, des soirées dans des hôtels prestigieux en guise de formations et de sessions d'information, des séminaires aux quatre coins du monde avec des conférenciers leaders d'opinion qui doivent leur carrière médicale au financement de laboratoires pharmaceutiques… En dépit de l'encadrement par la loi Bertrand, ces pratiques ont toujours cours. Selon l'Igas, en 2007, les dépenses de visite médicale représentaient 25 000 euros pour chacun des 90 000 généralistes, c'est-à-dire les principaux prescripteurs[36]. Ces frais sont inclus dans le prix administré des médicaments, ils sont donc à la charge de la Sécurité sociale. La pression s'exerce aujourd'hui sur les gros services des hôpitaux tels que la rhumatologie, car leurs prescriptions de produits très onéreux entraînent des renouvellements en médecine de ville, avec une dépense qui ne cesse d'augmenter : de l'ordre de 8 % par an.

Après le scandale du Mediator, de grands changements dans les pratiques devaient s'opérer, mais rien n'apparaît à l'horizon. Et le déremboursement de plus d'un millier de médicaments ces dernières années n'y change pas grand-chose : la plupart étaient peu coûteux et l'économie réalisée a été immédiatement absorbée par le lancement des « me-too », comme nous l'avons déjà mentionné.

Gilles Johanet, ancien président du Comité économique des produits de santé (CEPS) et actuel procureur

36. Cf. *Prescrire*, n° 299, septembre 2008, p. 704.

général de la Cour des comptes – en principe chargée du contrôle des dépenses abusives –, le reconnaît lui-même[37] : l'objectif est de soutenir une recherche et une industrie, alors même que l'innovation est quasiment au point mort depuis des années, hormis peut-être sur le ciblage tumoral. Pour engendrer plus vite des bénéfices, l'industrie dépose des dossiers insuffisamment étoffés ou biaisés, avec des essais cliniques incomplets où les effets secondaires néfastes des produits sont volontairement oubliés. Ces dossiers sont acceptés et même confortés par des agences où se pratiquent parfois les pots-de-vin, comme l'a révélé Mediapart[38], au niveau de la commission délivrant les autorisations de mise sur le marché et de la Commission de la transparence de la Haute Autorité de santé, qui fixe le niveau des services médicaux rendus (SMR) et des améliorations du service médical rendu (ASMR) pour appliquer le taux de remboursement adéquat. Enfin, l'opacité règne lors de la fixation des prix au niveau du CEPS, comme nous le verrons dans la quatrième partie de cet ouvrage.

En cause : un manque de sanctions sévères des laboratoires, qui détiennent seuls toute l'information d'origine, l'absence juridique des actions de groupe en France, qui permettraient de rééquilibrer un peu le jeu entre les victimes des produits de santé et les labos, et une pharmacovigilance qui tarde à intervenir faute de remontées effectives du terrain, qui sont très largement sous-notifiées.

Autrefois, un médicament se découvrait toxique sur le long terme et à l'usage ; maintenant, on sait qu'il pose

37. Dans l'ouvrage collectif *La Vérité sur vos médicaments*, Odile Jacob, 2015.
38. « Les gendarmes du médicament faisaient affaire avec les labos », Mediapart, 24 mars 2015.

problème mais on le sort quand même. De plus, il suffit qu'il soit plus actif qu'un placebo pour être accepté, ou qu'il présente une activité identique au remède précédent pour bénéficier du même remboursement, voire plus. Exemple : l'Acomplia (Sanofi-Aventis). Mis sur le marché européen en 2006, ce médicament anti-obésité a été retiré en 2008. Son rapport bénéfice/risque a été jugé insuffisant, son efficacité peu probante, et il est suspecté d'être responsable de dépressions et de suicides. Idem pour la Sibutramine (Abbott), un coupe-faim mis sur le marché en 1997 et interdit en France en 2007, suspecté d'augmenter le risque d'accidents cardiaques chez certains patients. En 2010, c'est l'antidiabétique Avandia (GSK) qui perd son autorisation, en raison de la survenue d'accidents cardiovasculaires. Aux États-Unis, GSK a dû payer plus de 3 milliards de dollars en 2012 pour arrêter les poursuites judiciaires. En France, plus de 200 000 patients en ont consommé, et il ne s'est rien passé…

C'est ainsi qu'on se retrouve avec une pléthore de médicaments chers et inutiles, des dizaines de statines anticholestérol et de prazoles anti-ulcéreux, des antidépresseurs en pagaille, plus de cent cinquante antihypertenseurs répartis sur quelques grandes familles. Et l'on continue à déposer des dossiers concernant les affections touchant une part très importante de la population (cholestérol, diabète, obésité, dépression…) – donc lucratives – alors que le vase déborde depuis longtemps.

Peut-on continuer à gaver la population de médicaments sous prétexte de soutenir une politique industrielle potentiellement responsable de 20 000 décès et 140 000 hospitalisations par an ? Peut-on persévérer dans cette voie alors que le génome ouvre la voie du traitement personnalisé et qu'on ne voit rien venir du côté des maladies tropicales ou des six mille maladies orphelines ? Pourtant, les laboratoires continuent de labourer les mêmes terres, quitte à vendre de la poudre de perlimpinpin éventuellement toxique. Ils s'ingénient même à trouver de nouvelles maladies à soigner avec des antidépresseurs. Ainsi, dans le DSM-III – le manuel des troubles mentaux – de 1980, la timidité est une phobie sociale ; dans le DSM-IV, en 1994, elle devient un « trouble de l'anxiété sociale », avec sa solution : le futur blockbuster Deroxat de GSK. La frigidité, quant à elle, devient une « maladie du dysfonctionnement sexuel ». Le manque de désir ou d'excitation touche 5 % à 8 % des femmes ; pourtant, lors d'un colloque en 2008, Boehringer annonce que 43 % d'entre elles seraient concernées. Il faut dire que le labo prépare la sortie de son Girosa, futur Viagra féminin, heureusement retardée. Même raisonnement avec l'éjaculation précoce : elle serait une « maladie mentale » touchant un homme sur trois… mais Janssen sort le Priligy pour y remédier. Or, son principe actif, la dapoxétine, est non seulement peu efficace, mais il peut entraîner des syncopes, des nausées, des vertiges et de l'anxiété.

À ce compte-là, la tristesse, l'énervement en voiture ou l'infidélité deviennent des maladies. Et bientôt un bouton sur la figure ou la peur du réchauffement climatique deviendront des phobies, avec leurs remèdes *ad hoc*. En vertu de cette surenchère, 40 % des échéances de brevets entre 2000 et 2007 ont été repoussées, grâce à l'introduction de produits de deuxième génération pour prolonger leur vie au prix fort, dont 50 % à un tarif supérieur à celui de référence de la classe thérapeutique.

On le voit, nous ne sommes pas sortis de ces « Trente Mafieuses ». En témoignent le coût exorbitant du nouveau médicament contre l'hépatite C, le Sovaldi, ou celui des nouveaux anticancéreux, à l'efficacité peu convaincante, et l'inflation de vaccins qui a cours actuellement, comme nous allons le voir maintenant.

Chapitre 4
BREVETS, NOUVEAUX MÉDICAMENTS, VACCINS… LE GRAND JACKPOT

La démesure – pour ne pas dire la démence – en matière de prix triomphe avec l'exemple du sofosbuvir, la molécule du Sovaldi. Ce médicament contre l'hépatite C a atteint près de 1 milliard d'euros de prescription en 2014 – de quoi contribuer à réduire à néant l'économie prévue par le projet de loi de finances de la Sécurité sociale.

Sovaldi : le brevet de la honte

En janvier 2014, le sofosbuvir reçoit une autorisation de mise sur le marché au niveau européen. Commercialisé sous le nom de Sovaldi, il est produit par le laboratoire pharmaceutique américain Gilead. Réputé très efficace pour lutter contre l'hépatite C, le sofosbuvir appartient à la classe des antiviraux à action directe, qui permettent d'atteindre des taux de guérison supérieurs à 90 % chez les patients atteints de cette maladie du foie qui se transmet par le sang et est responsable de la mort de 350 000 personnes par an dans le monde chaque année.

Le scandale ne réside donc pas dans la valeur thérapeutique de ce médicament, contrairement à d'autres, mais dans son prix exorbitant, qui empêche de nombreux malades d'y avoir accès. Un seul comprimé coûte 488 euros HT (TVA à 2,1 %). Le traitement de douze semaines (trois boîtes) revient à 41 000 euros HT (57 000 euros à sa sortie) et frise les 50 000 euros en Grande-Bretagne, contre environ 700 euros en Inde, au Brésil, en Égypte ou au Mexique[39].

39. L'explication du laboratoire est que le prix élevé facturé aux pays riches permet de financer le traitement des plus pauvres, ce qui ne tient guère au ▶

Or, une étude de l'université de Liverpool[40] a montré que le coût de fabrication du traitement de douze semaines était d'environ 100 euros pour le laboratoire, soit un coût quatre cents fois inférieur au prix pratiqué.

Ce tarif digne d'un hold-up a des conséquences dramatiques. La France pratique une politique de rationnement en réservant le Sovaldi aux personnes les plus atteintes. Au Royaume-Uni, l'Assurance maladie a estimé que le coût du médicament était trop élevé et en a reporté la mise à disposition auprès des malades. Idem en Italie et en Pologne.

Cet état de fait est d'autant plus scandaleux quand on sait comment Gilead a « développé » le sofosbuvir. Le laboratoire américain n'a en réalité pas travaillé sur cette molécule : il s'est contenté de racheter Pharmasset – une start-up du New Jersey de quatre-vingts salariés n'ayant jamais rien commercialisé – pour 11 milliards de dollars. Laquelle start-up avait pu mettre au point le sofosbuvir grâce à des travaux publics de l'université de Cardiff, au pays de Galles. Le prix exorbitant imposé par Gilead ne sert donc pas à couvrir les coûts de production du médicament mais à obtenir un retour sur investissement rapide après le rachat de Pharmasset.

Pour les entreprises pharmaceutiques, la perversion du système tient lieu désormais de modèle économique. Faute de trouver des innovations, elles rachètent des start-up dynamiques à des prix insensés. Le prix final n'est donc que la conséquence de ce pari financier, sans le moindre rapport avec la santé publique. Cette logique spéculative

---

regard des coûts réels de fabrication. Voir « Pourquoi le remède à l'hépatite C peut coûter 705 euros en Inde et 41 000 euros en France », Huffington Post, novembre 2014.

40. Andrew Hill, Bryony Simmons, Nathan Ford, Saye Khoo, Joe Fortunak, *Minimum Costs for Producing Hepatitis C Direct Acting Antivirals*, 2013.

a permis à Gilead de voir son chiffre d'affaires exploser, passant de 11,2 milliards de dollars à 24,3 milliards en 2014. Son résultat d'exploitation est passé de 5 milliards à 16,2 milliards et son résultat net de 3 milliards à 12 milliards, avec un doublement de la valeur de l'action.

Un an après le lancement du Sovaldi, le marché français s'est ouvert à la concurrence en accueillant les médicaments du labo américain Abbvie, rivaux du Sovaldi et de l'Harvoni de Gilead. Le prix de ce nouveau venu est légèrement moins élevé, mais la cure est tout de même à 39 000 euros. Cette mise en concurrence pour casser le monopole de Gilead est venue des compagnies d'assurances privées américaines, scandalisées par le prix du Sovaldi. Elles préconisent le non-remboursement du Sovaldi au profit du produit commercialisé par Abbvie[41].

Pour casser cette course aux profits, le ministère de la Santé devrait avoir le courage de renégocier avec Gilead le prix de vente du Sovaldi. De même, cette situation doit être l'occasion pour l'Union européenne de s'interroger sur l'accès au médicament pour tous. C'est la raison pour laquelle, en septembre 2014, j'ai posé une question orale au Parlement européen, qui a donné lieu à un débat[42]. Ma question pointait les prix excessifs des nouveaux médicaments, qui deviennent la norme pour les maladies graves et rendent de plus en plus difficile leur accès aux patients. C'est vrai pour le Kadcyla, indiqué dans le traitement du cancer du sein, et pour le Nexavar (cancer du rein et du foie). Le rationnement des médicaments vitaux en Europe est inacceptable. Il est grand temps de réformer un système

41. « Hépatite C : le marché français s'ouvre à la concurrence », *Les Échos*, 3 septembre 2015.
42. C'est Michèle Rivasi qui s'exprime ici.

de plus en plus dysfonctionnel et de discuter ouvertement du modèle de recherche et de développement adéquat pour l'innovation médicale. Quand instaurera-t-on un plafonnement des prix des médicaments, comme on l'a fait avec les tarifs de l'itinérance téléphonique ?

Les nouveaux traitements anticancer : quel rapport coût/efficacité ?

En pharmacie de ville, 56 médicaments sont déjà commercialisés à un prix public supérieur à 1 662 euros TTC la boîte. Parmi eux, 33 sont compris entre 1 662 euros et 2 904 euros, et 22 entre 3 085 euros et 5 676 euros ; enfin, le Tafinlar 75 mg 120 gélules (GSK), pour le mélanome métastasé, coûte 7 134 euros.

70 % de ces médicaments concernent les traitements contre le cancer. Dans leur grande majorité, ils n'ont pas démontré plus d'efficacité que les anciennes thérapies, largement moins onéreuses. Si une étude de chercheurs américains portant sur soixante et onze anticancéreux arrivés sur le marché entre 2002 et 2014 a montré qu'ils permettent d'allonger la durée de vie de deux mois en moyenne, ceux-ci sont souvent plus toxiques[43]. D'autre part, on constate qu'ils sont trop rapidement et largement prescrits avant qu'une évaluation sérieuse des effets délétères n'ait été réalisée. Des infarctus du myocarde, des accidents vasculaires cérébraux (AVC), des morts subites ont été constatés après la prise de ces traitements. Ces accidents aigus sont liés certainement aux effets anti-angiogenèse non limités aux zones cancéreuses. C'est la raison probable pour laquelle les cancers « classiques », longues maladies d'autrefois, deviennent souvent « foudroyants ».

43. Source : www.prescrire.org.

À l'exception du Glivec (pour la leucémie à tricholeucocytose et la tumeur stromale gastro-intestinale) et de l'Herceptin (pour les cancers du sein), aucun de ces nouveaux remèdes n'a jusqu'à présent transformé le pronostic vital des patients : les meilleurs apports sont de quelques mois d'espérance de vie, mais dans des conditions possiblement très dégradées. Le plus grave est que l'usage de ces médicaments ciblés empêche le patient de recevoir les traitements éprouvés plus anciens et moins coûteux. Selon le Danois Peter Gotzsche, responsable de l'Institut Cochrane, qui analyse la littérature internationale conduisant à des méta-analyses, ils nuisent aux chances de survie du patient et entraînent des effets très délétères en fin de vie[44]. En outre, rien ne démontre que les bénéfices de ces traitements sont supérieurs aux alternatives chirurgicales, radiologiques et chimiothérapiques dont auraient pu bénéficier les patients. Oui, mais voilà : ils rapportent de dix à cent fois plus aux laboratoires que les traitements traditionnels.

La situation est grave, car le Plan cancer impose la stratégie thérapeutique privilégiant l'utilisation de ces molécules dites innovantes, le plus souvent issues de la recherche génétique, à la place des traitements fondés sur les données acquises de la science. Selon nous, ces derniers devraient être prioritaires dans le soin et ne céder la place aux médicaments en recherche qu'en cas d'échec.

Brevets abusifs

Le cas d'espèce des nouveaux médicaments « jackpot » montre bien que dénoncer les conflits d'intérêts ne suffit plus. Nous devons maintenant nous attaquer aux conséquences de l'utilisation abusive des brevets en

44. Cf. www.formindep.org/Interview-de-Peter-Gotzsche.html.

matière de santé. Si la liberté des uns s'arrête là où commence celle des autres, il en va de même pour la propriété, qui ne devrait pas être un prétexte pour déposséder autrui de ses droits fondamentaux, dont le droit à la santé, garanti par deux dispositions d'ordre constitutionnel : l'article 11 du préambule de la Constitution de 1946, intégré au bloc de constitutionnalité de la Ve République, dispose que « la nation garantit à tous [...] la protection de la santé », et l'article premier de la Charte de l'environnement de 2004 stipule que « chacun a le droit de vivre dans un environnement équilibré et respectueux de la santé ».

Certains États ont déjà fait preuve de courage en ce domaine. En 2012, l'Inde a délivré une licence obligatoire sur le Nevaxar (médicament contre le cancer du foie) de Bayer, en autorisant d'autres entreprises à produire des génériques. Cette mesure a permis de diviser par trente le prix de ce remède. C'est aussi l'Inde, en janvier 2015, qui a refusé d'accorder un brevet à Gilead sur le sofosbuvir. Les États ont en effet le droit de délivrer des licences obligatoires pour briser le monopole d'un brevet, quand ils estiment qu'il y va de l'intérêt général et de la santé publique. Ce mécanisme, qui a été confirmé dans le cadre de l'accord international sur les droits de propriété intellectuelle qui touchent au commerce (Adpic), est également prévu dans le code de la propriété intellectuelle français. Certains pays européens ont déjà eu recours aux licences d'office pour de nombreux médicaments, ce qui a permis de faire chuter considérablement les prix et donc de contribuer à la lutte contre les inégalités de santé. C'est pourquoi Médecins du monde et d'autres ONG ont demandé au printemps 2015 aux autorités de soumettre le Sovaldi au régime de la licence d'office, qui permettrait d'en produire une version générique à un moindre coût. L'association conteste le bien-fondé même de ce brevet en raison de son « manque d'activité inventive » et parce que « l'objet du brevet s'étend au-delà du contenu de la demande telle qu'elle a été déposée initialement ». C'est la première procédure d'opposition à un brevet déposée par une ONG à l'Office européen des brevets. Son verdict est attendu avec impatience. Médecins du monde a d'ailleurs entrepris la même démarche en Grèce auprès du ministère de la Santé. Ce serait une première en Europe.

Le vaccin : nouveau levier de développement

« Attaquer notre vaccin, c'est attaquer la France ! » Voilà ce que déclarait Jean-Yves Garnier, ex-président de Pasteur Vaccins, en 1983. Un élan « patriotique » appuyé sur un secteur plus que jamais florissant : deux cents vaccins sont aujourd'hui en voie de développement par les firmes pharmaceutiques, avec un chiffre d'affaires mondial qui passe de 6 milliards d'euros en 2006 à 20 milliards en 2012 et est prévu à 42 milliards fin 2016.

Comment, *a priori*, ne pas être favorable à la vaccination quand on connaît les ravages causés dans le passé par la polio, le tétanos, la diphtérie ? Au XXe siècle, les vaccins ont permis, avec l'amélioration des conditions de vie et d'hygiène et l'usage des antibiotiques, de fortement diminuer la mortalité infantile et d'éradiquer certaines maladies infectieuses. L'adhésion populaire a été immédiate, car le vaccin était un produit de santé. Il est malheureusement devenu, en grande partie, un produit marchand. Ainsi, le Zostavax de Sanofi-Pasteur-MSD, contre le zona des plus de 65 ans (soit une population de 12,2 millions de personnes en France), vient de battre un record :

128,06 euros (remboursés à 30 %, comme les médicaments dits « de confort », pour permettre une prise en charge par les complémentaires et donc sa large prescription), quand ses cousins Varilrix (GSK) ou Varivax (Sanofi) pour la varicelle du nourrisson, déjà hors de prix, sont à 41,04 euros (remboursés à 65 %).

Encore ceux-ci ne sont-ils pas au calendrier des vaccinations « obligatoires[45] », celui contre la varicelle n'étant que « recommandé[46] ». Pour des laboratoires en panne d'innovation, fournir par millions de doses des produits dont la consommation est obligatoire constitue plus qu'une aubaine : une véritable rente de situation. Quel industriel ne rêverait pas de vendre ses produits à près de 100 % de la population d'un pays comptant plusieurs dizaines de millions d'habitants ? Dans ces conditions, quel directeur général ne serait pas tenté de voir s'allonger la liste des vaccins obligatoires ou du moins recommandés ?

C'est ainsi qu'au fil des décennies la liste inscrite au calendrier vaccinal s'est allongée, avec une concentration des produits actifs dans des cocktails dont la base est toujours le DTP (diphtérie, tétanos, polio). On parle alors de tétravalents (DTP+1), de pentavalents (DTP+2) et d'hexavalents (DTP+3, incluant le vaccin contre l'hépatite B, très controversé). Mais ce n'est pas tout ! Progressivement, les

45. Contre la diphtérie et le tétanos : seule la primo-vaccination, avec le rappel à 11 mois, est obligatoire. Contre la poliomyélite : la primo-vaccination et les rappels sont obligatoires jusqu'à l'âge de 13 ans. Contre la fièvre jaune : pour toutes les personnes résidant en Guyane.

46. Les vaccinations recommandées concernent les maladies telles que la coqueluche, la rubéole, la rougeole, les oreillons, la varicelle ; les infections invasives à haemophilus influenzae de type B, à pneumocoque, à méningocoque C ; les infections à papillomavirus humains (pour les jeunes filles entre 11 ans et 14 ans) ; les hépatites B et A (pour les professionnels exposés à un risque de contamination).

deux premiers ont quasiment disparu du marché au profit des hexavalents[47]. Quant au « basique » DTP, il a purement et simplement été déréférencé en 2008. Pour vacciner les enfants contre trois souches définies par la loi, on leur injecte donc six produits ! Les explications des laboratoires selon lesquelles les pénuries (qui ne touchent en fait que les antigènes de la coqueluche acellulaire) seraient dues à une forte demande mondiale ne sont guère convaincantes. Si cette demande est si forte, pourquoi ne concerne-t-elle pas aussi l'hexavalent ? Et comment se fait-il que les deux labos produisant ces autres vaccins soient en rupture de stock au même moment ?

Rappelons qu'en 2008 le vaccin DTP coûtait 6,54 euros, alors que les cocktails actuels sont vendus 14,88 euros et 24,95 euros pour les tétravalents, 27,15 euros pour les pentavalents et 39,86 euros pour le seul hexavalent disponible. En 2014, Sanofi a proposé un kit DT (contenant de l'aluminium et du mercurothiolate) + Imovax polio, qui a très vite été remplacé par un DT venant du Canada, mais renfermant 1,5 milligramme d'aluminium, en plus du phénoxyéthanol et de traces de formol (classé cancérigène par l'OMS), aussi présents dans l'Imovax polio. Ce kit n'est proposé aujourd'hui qu'aux médecins.

Ces phénomènes de surconsommation et de surcoût s'expliquent avant tout par les liens d'intérêts existant entre les politiques, la haute administration publique et l'industrie du médicament. Ce sont eux qui ont transformé nos instances de santé publique en un grand système « pharmamical », comme nous allons le voir maintenant.

---

47. Voir « De la pénurie à la controverse, le point sur la vaccination en France », Les Décodeurs du *Monde*, 5 juin 2015.

TROISIÈME PARTIE

DES CONFLITS D'INTÉRÊTS À TOUS LES NIVEAUX

« On peut dire qu'un gouvernement est parvenu
à son dernier degré de corruption
quand il n'a plus d'autre nerf que l'argent. »
Jean-Jacques Rousseau, *Discours sur l'économie politique*

La mise sur le marché de médicaments et leur seuil de remboursement sont soumis à des commissions supposées indépendantes. Or, en mars 2015, au terme de plusieurs mois d'enquête, Mediapart révèle que, pendant des années, des membres importants de ces commissions ont conseillé secrètement, contre rémunération, les laboratoires pharmaceutiques[48]. Parmi eux, Gilles Bouvenot, président de la Commission de la transparence de 2003 à 2014.

« La Commission de la transparence, explique Mediapart, joue un rôle déterminant au sein de la Haute Autorité de santé (HAS). Elle apprécie le service médical rendu ainsi que l'amélioration qu'il est susceptible d'apporter par rapport aux traitements déjà disponibles sur le marché. Elle donne un avis (suivi quasi systématiquement par le ministre de la Santé) sur le possible remboursement des médicaments par la Sécurité sociale et, le cas échéant, fixe le taux de remboursement. Son avis a un impact sur le futur prix du médicament. » Du côté des laboratoires, poursuit le site d'information, « l'avis de la Commission peut peser jusqu'à plusieurs centaines de millions d'euros : sans remboursement, un médicament ne fera pas carrière ».

Certes, la consultation d'amis bien placés ne garantit pas nécessairement une décision favorable à terme, mais le conflit d'intérêts est néanmoins patent. « Comment peut-on à la fois diriger une commission décisive et se faire

48. « Les gendarmes du médicament faisaient affaire avec les laboratoires », *op. cit.*

gratifier par des laboratoires pour les aider à présenter un dossier plus convaincant ? », interroge à raison Mediapart. La même question se pose lorsque le pédiatre Daniel Floret, président du Comité technique des vaccinations, participe à des travaux scientifiques réguliers et rémunérés avec Sanofi et BioMérieux, GSK, Abbott et Wyeth en vue de mettre sur le marché de nouveaux vaccins[49].

Les autres exemples de conflits d'intérêts ne manquent pas. En 2010, la journaliste et documentariste Stéphane Horel révèle que, sur les quarante membres de l'Agence française de sécurité sanitaire des produits de santé (Afssaps), trente et un ont des contrats de « consultance » avec l'industrie pharmaceutique[50]. Dans son ouvrage sur les leçons à tirer du scandale du Mediator[51], le professeur Philippe Even explique que 75 % des experts de l'Agence française du médicament sont sous contrat avec l'industrie pharmaceutique, avec souvent des dizaines de contrats simultanés avec les firmes. Une autre étude établit que, sur les trente membres de la commission d'autorisation de mise sur le marché des médicaments, vingt-six ont des contrats personnels avec les laboratoires[52]...

Rétribuer un expert en catimini, comme dans l'affaire révélée par Mediapart, est pour nous un fait de corruption qui devrait être pénalement condamné. D'ailleurs, le code pénal français définit on ne peut plus clairement la prise illégale d'intérêt dans son article 432 alinéa 12 : c'est « le fait, par une personne dépositaire de l'autorité publique

49. « Comment les conflits d'intérêts et l'intransigeance des labos minent la réputation des vaccins », Bastamag, 11 juin 2015.
50. « Mediator : la faillite de notre système de santé », *Le Nouvel Observateur*, 16 décembre 2010.
51. Philippe Even et Bernard Debré, *Les Leçons du Mediator : l'intégralité du rapport sur les médicaments*, Le Cherche-Midi, 2011.
52. « Médicament : restaurer la confiance », *op. cit.*

ou chargée d'une mission de service public, ou par une personne investie d'un mandat électif public, de prendre, recevoir ou conserver, directement ou indirectement, un intérêt quelconque dans une entreprise ou dans une opération dont elle a, au moment de l'acte, en tout ou partie, la charge d'assurer la surveillance, l'administration, la liquidation ou le paiement ».

En Italie, l'ancien ministre de la Santé Francesco de Lorenzo a été condamné en 2001 à cinq ans et quatre mois de réclusion pour « association de malfaiteurs, corruption et concussion ». Il avait perçu pendant son ministère (1989-1992) des pots-de-vin pour 9 milliards de lires (40 millions de francs de l'époque) auprès de nombreux laboratoires pharmaceutiques en échange d'avantages dans la fixation des prix de leurs médicaments. Le président de SmithKline Beecham, fabricant du vaccin contre l'hépatite B, a reconnu lui avoir versé 600 millions de lires (2,7 millions de francs) en échange de sa loi 165 d'obligation vaccinale anti-hépatite B du 27 mai 1991. De plus, en avril 2012, la Cour de cassation l'a condamné à verser une amende de 5,164 millions d'euros pour atteinte à la moralité de l'administration publique, dans le cadre de l'opération Mani Pulite sur le scandale de la santé, de 1982 à 1992.

Cette même condamnation a été infligée au professeur Duilio Poggiolini, directeur général aux Affaires pharmaceutiques du ministère de la Santé, ancien président de l'ordre des médecins et membre influent des instances européennes du médicament. Antonio Brenna, président de la commission CIP (notre CEPS) a écopé de 2,582 millions d'euros d'amende, et quantité d'autres fonctionnaires du ministère aussi pour un total de 13,4 millions d'euros.

De nombreux laboratoires et professeurs émérites ont également été condamnés pour ces malversations qualifiées par la presse transalpine de « pratiques mafieuses ».

Examinons maintenant plus en détail les situations de conflits d'intérêts au niveau de l'Union européenne, qui délivre aujourd'hui la quasi-totalité des autorisations de mise sur le marché de médicaments, puis au niveau de la France, qui maîtrise la fixation du prix et le taux de remboursement.

Chapitre 1
UN GRAND MÉNAGE S'IMPOSE À L'AGENCE EUROPÉENNE DES MÉDICAMENTS

L'Agence européenne des médicaments (EMA) est la cible d'un lobbying forcené depuis plusieurs années. Fin 2010, au terme de son mandat de directeur exécutif de l'EMA, Thomas Lönngren est autorisé à exercer des activités de conseil auprès de cinq entreprises privées, notamment sur le développement de nouveaux médicaments et les délais de mise sur le marché. Et ce, alors même que la charte éthique de l'agence ne l'autorise pas. En effet, le code de conduite de l'EMA précise qu'un agent, après son départ, ne peut exercer une activité intégrant des missions de contrôle de l'agence pendant une période de deux ans. Normalement, une procédure de contrôle *a priori* ainsi que l'accord d'une commission paritaire interne puis du conseil d'administration de l'EMA sont prévus pour permettre à l'ex-agent d'exercer ses nouvelles fonctions. Dans le cas de Thomas Lönngren, rien de tout cela n'a été mis en œuvre. Seul un échange de courrier informatif a été noté. Apprenant cela, j'ai demandé[53], avec d'autres parlementaires européens, des sanctions financières à son encontre et des explications à l'agence sur le sauf-conduit accordé à l'ancien directeur pour intégrer ses nouvelles fonctions. Notre requête n'a pas été suivie d'effet[54].

Autre affaire significative, celle qui concerne le docteur Éric Abadie. Président depuis 2007 du Comité d'évaluation

53. C'est Michèle Rivasi qui s'exprime ici.
54. Pour dénoncer la mauvaise gestion de ces situations de conflits d'intérêts, le Parlement européen vote en mai 2012, en séance plénière, le report des « décharges budgétaires » de trois agences de l'Union : l'Autorité européenne de sécurité des aliments (Efsa), l'Agence européenne des médicaments (EMA) et l'Agence européenne pour l'environnement (EEA).

des médicaments à usage humain (CHMP), qui dépend de l'Agence européenne des médicaments, il démissionne de son poste en 2012. Que s'est-il passé? En février 2011, j'ai saisi avec Eva Joly l'Office européen de lutte antifraude (Olaf) pour faire la lumière sur d'éventuels conflits d'intérêts entre les autorités sanitaires européennes et le laboratoire Servier dans l'affaire du Mediator. À cette occasion, nous avons également souligné le cas de l'expert français en pharmacologie Jean-Michel Alexandre, qui a présidé la commission de vigilance de l'EMA de 1995 à 2000 et travaillait aussi à l'Agence française de sécurité sanitaire des produits de santé (l'Afssaps, qui deviendra l'ANSM en 2012), deux organismes qu'il a quittés pour devenir consultant auprès de l'industrie pharmaceutique, notamment pour les laboratoires Servier. Éric Abadie, quant à lui, a travaillé pendant huit ans au Syndicat des industries pharmaceutiques, avant d'occuper des postes à l'Afssaps. Il devait diligenter une étude, dont les résultats ont été fournis très tard… « Les représentants de l'Afssaps au sein de l'EMA ont-ils usé de leur influence pour éviter de nuire aux laboratoires Servier? Faut-il parler de complaisance? De collusion? De corruption? » Telles sont les questions que nous posions alors. Nous avons demandé la démission d'Éric Abadie dès 2011, considérant qu'on ne peut pas continuer à diriger de façon crédible un comité d'évaluation des médicaments à usage humain en étant aussi peu indépendant du lobby pharmaceutique.

Hélas, ce ne sont pas là des cas isolés, qui pourraient se résoudre en écartant « les mauvais éléments ». En octobre 2012, la Cour des comptes européenne réalise un audit qui met en lumière de lourdes situations de conflits d'intérêts au sein des quatre agences passées au crible :

l'Agence européenne de la sécurité aérienne (EASA), l'Autorité européenne de sécurité des aliments (Efsa), l'Agence européenne des produits chimiques (ECHA) et l'Agence européenne des médicaments (EMA). Elle formule l'aveu de dépit suivant : « L'UE ne dispose d'aucun cadre réglementaire exhaustif consacré aux conflits d'intérêts qui permettrait d'imposer des exigences minimales comparables en matière d'indépendance et de transparence, applicables à l'ensemble des agences de l'Union. »

L'affaire du Mysimba est également symptomatique de ces « terrains glissants » risquant de nuire à la sécurité des consommateurs. Fin 2014, l'ANSM émet des réserves lors de l'autorisation de mise sur le marché (AMM), par l'EMA, de ce coupe-faim produit par le labo américain Orexigen Therapeutics. L'ANSM a des doutes sur la sécurité de ce produit (dépression, suicide, hypertension). Les autorités sanitaires françaises signent avec l'Irlande un document dans lequel les deux pays estiment que le rapport bénéfice/risque du Mysimba est « défavorable ». L'Italie et l'Autriche suivent. De fait, en décembre, l'EMA elle-même a souligné que les « principaux soucis en termes de sécurité et de tolérance » pour le Mysimba concernaient le système nerveux central et le système digestif. L'agence européenne reconnaissait aussi des « incertitudes sur les effets cardiovasculaires à long terme » du produit. Néanmoins, elle affirmait que les résultats intermédiaires d'un essai sur les effets cardiovasculaires du médicament étaient « rassurants » et qu'un second essai était en cours. Était-ce une raison suffisante pour accorder l'AMM ? On est évidemment en droit de se le demander. Et ce d'autant plus que, depuis plus de soixante ans, les traitements anti-obésité mis sur le marché ont tous été retirés en raison de leurs effets secondaires importants.

Un sursaut de vertu ?

Le 6 mai 2015, l'Agence européenne des médicaments annonce dans un communiqué vouloir faire sa petite révolution. « L'EMA considère que le fait de travailler pour une entreprise pharmaceutique est incompatible avec l'exercice d'expert au sein de l'agence », clame-t-elle. Et le nouveau guide de bonne conduite de l'agence européenne s'affiche volontariste : « Dès qu'un ou une membre de l'EMA aura l'intention de travailler pour l'industrie pharmaceutique, l'agence l'empêchera de participer à l'évaluation des médicaments. » Fort bien, mais les belles intentions ne suffisent pas, et force est de constater que les conflits d'intérêts persistent de manière considérable parmi les membres de l'EMA.

L'agence se compose de sept comités qui se partagent le travail entre pharmacovigilance, autorisation de mise sur le marché, phytothérapie ou encore pédiatrie. Au sein du Comité d'évaluation des médicaments à usage humain (CHMP), chargé de donner son avis sur l'autorisation de mise sur le marché d'un médicament, un expert travaille toujours pour le géant pharmaceutique Pfizer, tandis qu'un autre perçoit une bourse du laboratoire danois Novo Nordisk. Le Comité pédiatrique est lui aussi largement infiltré par l'industrie pharmaceutique. Un des experts de cette entité est rétribué par le labo américain Gilead, pendant qu'un autre travaille pour l'Allemand Bayer. Sans oublier, au sein de ce comité, la présence de représentants d'associations de patients, largement financées par la Big Pharma.

Dangereux laxisme

L'influence du lobby pharmaceutique au sein de l'agence européenne explique-t-elle le laxisme dont celle-ci fait parfois preuve en autorisant de nouveaux médicaments? La question se pose quand on se souvient que l'EMA a autorisé en 2009 l'antidépresseur Valdoxan, des laboratoires Servier. L'agence elle-même écrit alors dans son résumé de l'évaluation du médicament que « les bénéfices du Valdoxan contre la dépression sont peut-être moindres que [ceux] d'autres antidépresseurs, mais [qu'il] pourrait être un médicament intéressant pour certains patients ». Un médicament « intéressant » ? Rappelons que la substance active du Valdoxan n'est autre que l'agomélatine, prescrite à Andreas Lubitz, le copilote de l'A320 qui a entraîné 149 personnes dans sa folie meurtrière en mars 2015. Un possible effet secondaire dramatique qui n'était pas inconnu, puisque la revue indépendante *Prescrire* avait souligné que le Valdoxan exposait à des hépatites et à des comportements agressifs ou suicidaires.

Pour un financement public du médicament

La porosité entre l'Agence européenne des médicaments et les laboratoires trouve sa source et son explication dans le fait que 80 % du financement de l'EMA provient des redevances industrielles. Pour casser cette dépendance envers les financements privés de la Big Pharma, nous réclamons que le financement de l'EMA soit intégralement public, excluant toute participation de l'industrie pharmaceutique, directe ou indirecte.

Une autre dépendance doit aussi être éradiquée, à laquelle nous allons maintenant nous intéresser : celle qui lie l'industrie pharmaceutique et les politiques français.

Chapitre 2
MINISTRES ET PARLEMENTAIRES : LE TANGO DES « PORTES TOURNANTES »

Nombreux sont les cas de porosité entre le monde des firmes et celui des ministères français. Mais les plus récents et les plus emblématiques sont certainement ceux des médecins Nora Berra et Jérôme Cahuzac.

La première a été secrétaire d'État chargée de la Santé du 15 novembre 2010 au 16 mai 2012 auprès de Xavier Bertrand, ministre du Travail, de l'Emploi et de la Santé. Auparavant, Nora Berra avait travaillé dans trois laboratoires pharmaceutiques, pour lesquels elle pilotait des projets internationaux : de 1999 à 2001 pour Boehringer Ingelheim, de 2001 à 2006 pour Bristol-Myers-Squibb et de 2006 à 2009 pour Sanofi Pasteur. Ce CV, ajouté à ses propos sur le scandale du Mediator en soutien du groupe Servier, a conduit Gérard Bapt, alors rapporteur spécial de la mission santé pour la Commission des finances, à demander sa démission. L'association Act Up, de son côté, déplorait dès 2010 le fait qu'elle ait obtenu ce secrétariat d'État à la Santé moins d'un an après avoir quitté l'industrie pharmaceutique.

Le cas Cahuzac : un parcours exemplaire

Le parcours de Jérôme Cahuzac, cardiologue puis chirurgien esthétique capillaire, mérite aussi d'être examiné en détail. Conseiller technique de 1988 à 1991 auprès du ministre de la Santé Claude Évin, Jérôme Cahuzac était en charge des relations avec la Direction de la pharmacie et du médicament ainsi que des équipements lourds hospitaliers, un poste éminemment stratégique. En février 1991, tous les anti-asthéniques sont déremboursés à l'exception du Tot'héma d'Innothéra, dont le patron, Arnaud Gobet, est un proche de Cahuzac, lequel fait repousser le déremboursement de ce médicament jusqu'en juillet 1994, tout en profitant des plaisirs du yachting que lui offre son ami. Deux ans auparavant, en 1989, c'est le Maxepa, du laboratoire Fabre, qui s'est vu octroyer un taux de remboursement de 65 % (et 100 % pour les affections de longue durée cardiologiques), alors qu'il s'agissait ni plus ni moins d'huile de foie morue et que le médicament coûtait trois fois plus cher que ses concurrents ! *Le Canard enchaîné* révèle alors que l'industriel avait promis de construire une usine dans la circonscription de Claude Évin, en Loire-Atlantique.

Après 1991, Jérôme Cahuzac collabore avec le consultant Daniel Vial, lobbyiste des laboratoires et expert en « recyclage » de politiciens, qui excelle dans le réseautage et les mondanités telles que les rencontres annuelles de Lourmarin, où se croise tout le gratin politico-pharmaceutique. Le 11 octobre 1993, il crée Cahuzac Conseil, agence de lobbying pour la plupart des laboratoires (dont Pfizer, de 1993 à 1995) auprès des pouvoirs publics. Il reconnaît avoir gagné beaucoup d'argent avec la Big Pharma – dont une partie a pu alimenter son compte en Suisse, transféré ensuite à Singapour, qui s'élèverait, d'après Mediapart, à quelque 16 millions d'euros.

Henri Nallet, lobbyiste de Servier

L'itinéraire d'Henri Nallet est également révélateur de cette collusion entre le pouvoir politique et l'industrie pharmaceutique. Ancien ministre de l'Agriculture (1985 puis 1988-1990) et de la Justice (1990-1992), puis expert et consultant à la Banque européenne pour la reconstruction et le développement (Berd), il devient lobbyiste chez Servier de juin 1997 à décembre 2008, successivement comme directeur chargé du développement international, directeur général aux affaires extérieures et à la communication, directeur aux affaires européennes et enfin conseiller du président Servier, ce qui lui vaudra d'être témoin assisté dans l'affaire du Mediator. Il est par ailleurs membre du groupe Bilderberg, un club d'influence (voire une « société secrète », selon certains) rassemblant des personnalités de la diplomatie, des affaires, de la politique et des médias. Ces relations permettent en partie de comprendre les protections dont a bénéficié le Mediator avant son retrait – très tardif par rapport à d'autres pays – en 2009.

En dépit de cette tache indélébile que constitue le drame du Mediator, Henri Nallet a été élevé le 14 juillet 2015 au grade de commandeur de la Légion d'honneur. Interrogée par l'AFP, Irène Frachon a parfaitement résumé la situation : « La Légion d'honneur est donnée pour des actions méritantes pour l'intérêt général. Or, Nallet a défendu les intérêts privés d'un laboratoire qui est un labo criminel. »

Des ministres très entourés

La liste des « passerelles » politico-industrielles est pléthorique. Gynécologue de formation et ancienne ministre de la Santé (1986-1988), Michèle Barzach a été présidente de la Fondation GSK dans les années 2000, laboratoire ayant eu de nombreux déboires avec la justice aux États-Unis, en Italie, en Chine en Argentine ou en Roumanie. Elle fait aujourd'hui partie de l'Organisation mondiale de la santé (OMS) et propose du conseil en stratégie de santé, avec sa structure MB Santé International, auprès des industries, des gouvernements ou des institutions internationales. Elle a aussi présidé avec le professeur Chermann le club Avenir de la santé, groupe de pression financé par GSK et réunissant périodiquement deux cents à trois cents invités choisis parmi les membres des agences sanitaires, les ministres, les députés, les sénateurs…

L'ancien député et ministre de la Santé Claude Évin est l'actuel directeur de l'Agence régionale de santé (ARS) d'Île-de-France et administrateur de la Fondation GSK. Il a reconnu avoir reçu de l'argent de Pierre Fabre pour sa campagne législative de 1993, à une époque, il est vrai, où les dons d'entreprises étaient autorisés.

Bernard Kouchner a été consultant pour le leader pharmaceutique mondial Pfizer. Ministre de la Santé en 1992-1993 puis en 1997-1999 et en 2001-2002, ce défenseur des droits de l'homme a été, entre ses mandats, un coûteux conseiller à la Santé du Gabon, du Congo et de Guinée-Conakry.

Roselyne Bachelot-Narquin a aussi navigué entre sphère publique et sphère privée dans le domaine de la santé, comme en témoigne son cursus : déléguée médicale chez ICI Pharma (Astra Zeneca) entre 1969 et 1976, lobbyiste pour Soguipharm entre 1984 et 1989, pharmacienne à partir de 1990, députée de 1988 à 2002, ministre de la Santé de 2007 à 2010. Elle a été l'instigatrice principale de l'achat des 94 millions de doses de vaccins H1N1 en 2009-2010 – dont moins de 6 millions ont été utilisées, 50 millions décommandées, 18 millions données à l'OMS et à nos ambassades, 19 millions incinérées et seulement quelques centaines de milliers revendues à l'étranger.

Philippe Douste-Blazy, cardiologue et ministre de la Santé entre 1993 et 1995 et entre 2004 et 2005, nourrit des liens étroits avec les labos du Sud-Ouest (Pierre Fabre et BMS), Servier et l'ancêtre du Leem (Les entreprises du médicament), le Snip. Le président de ce syndicat, Bernard Mezuré, également président de SKB (aujourd'hui GSK), fabricant du principal vaccin anti-hépatite B Engerix, a participé au financement de sa campagne législative en 1993 en déclarant qu'il était de son devoir d'aider les professionnels de santé à avoir un représentant au Parlement. Le Dr Douste-Blazy a été l'ordonnateur de la vaccination de masse anti-hépatite B en 1994 et aussi celui des franchises médicales.

Élisabeth Hubert, médecin et ministre de la Santé entre mai et novembre 1995, a été membre du Snip et directrice générale des laboratoires Fournier de 1997 à 2004, puis gérante d'Alliagis depuis 2006. Elle est également administratrice du Laboratoire français du fractionnement et des biotechnologies (LFB) et de TC Land Expression.

Citons également le cas de Michel Barnier, ancien ministre des Affaires étrangères et de l'Agriculture, ancien commissaire européen au marché intérieur, qui a été vice-président de BioMérieux Alliance entre 2006 et 2007 ; celui de Jacques Godfrain, ancien ministre de la Coopération entre 1995 et 1997, qui siège à la Fondation Pierre Fabre ; ou celui de Claudie Haigneré, ministre de la Recherche et des Affaires européennes entre 2002 et 2005, qui est administratrice chez Sanofi. Ou encore celui de Marisol Touraine, actuelle ministre de la Santé, à propos de laquelle *Le Canard enchaîné* révélait en août 2012 qu'elle avait appartenu au club Avenir de la santé en 2009.

Les parlementaires ne sont pas en reste

Certains parlementaires font également office de passeurs entre le monde de l'industrie pharmaceutique et la sphère politique et législative. Le club Hippocrate, financé par GSK, la Générale de santé et l'organisme de prévoyance Malakoff Médéric, dont le patron est Guillaume Sarkozy (frère aîné de l'ancien président de la République), est l'espace où se nouent ces « liens d'amitié ».

Bernard Charles, pharmacien hospitalier, député du Lot de 1983 à 2002, proche de Jérôme Cahuzac, est conseiller auprès de Pierre Fabre, à qui il a vendu pour 1 franc symbolique un terrain industriel à Cahors, la ville dont il était maire. Pierre Fabre qui, en sus du gratin politique national, a reçu à longueur d'années des autocars remplis de médecins prescripteurs dans son immense propriété du Carla, à Castres.

Le député alsacien Yves Bur, dentiste, président du groupe médicaments et produits de santé à l'Assemblée nationale – dont on se demande à quoi il sert à part entretenir des soins réciproques avec le syndicat des entreprises du médicament –, a reconnu en mai 2006 être « capable de mettre le logo de l'industriel de sa circonscription sur le front de chacun de ses collègues parlementaires[55] ». Il est également membre du club Hippocrate, réunissant une centaine de députés et de sénateurs, dont le professeur Jean-Louis Touraine et le cardiologue Jean-Pierre Door, vice-président de la Commission des affaires sociales, qui a déclaré en 2015 à l'Assemblée nationale vouloir abroger la future loi de santé (qui prévoit par exemple la possibilité d'actions de groupe) lors du renouvellement politique en 2017.

Michel Hannoun, médecin, ancien député de l'Isère, responsable depuis 2002 des études monde chez Servier, est président de l'Association des cadres de l'industrie pharmaceutique, membre du conseil de surveillance de l'Assistance publique-Hôpitaux de Paris (APHP) et responsable santé à l'UMP (devenue Les Républicains).

55. Vincent Nouzille et Hélène Constanty, *Députés sous influences*, Fayard, 2006.

Des amis bien choisis

Observons maintenant ces relations du côté des dirigeants d'entreprises pharmaceutiques. Jusqu'en 2010 et le séisme de l'affaire du Mediator, Jacques Servier recevait tous les deux mois dans son hôtel particulier de Neuilly-sur-Seine le gotha de la politique et du monde de la santé. Il avait bien compris que le médicament est affaire de relations politiques et de relais. Il était très proche de Nicolas Sarkozy, qui a été son avocat d'affaires dans les années 1990.

Dans la famille Sarkozy, François, frère cadet de l'ancien président, pédiatre de formation, a été directeur médical chez Aventis puis Hoescht après avoir été responsable monde des antibiotiques chez Roussel Uclaf (tous entités du groupe Sanofi). Il est depuis 2005 vice-président du conseil de surveillance de Bioalliance Pharma, société cotée en Bourse. Il est également président d'AEC Partners, conseil de l'industrie pharmaceutique, et membre de l'association Paris Biotech Santé, financée par les laboratoires Sanofi, GSK, Roche et bien d'autres.

Jean-François Dehecq, ex-patron de Sanofi (aujourd'hui président d'honneur), a cultivé des liens étroits avec Jacques Chirac puis Nicolas Sarkozy, qui l'a nommé président du Grand Emprunt et l'a fait commandeur de la Légion d'honneur. Serge Weinberg, actuel président du directoire de Sanofi, entretient quant à lui des relations amicales anciennes avec François Hollande. Est-ce alors un hasard si la première université d'été du Leem, le 2 juillet 2015, a été placée sous le haut patronage du président de la République ?

Depuis plus de vingt ans, c'est l'amitié notoire entre l'Élysée et la direction de Sanofi qui a permis la mise en place d'un groupe de dimension mondiale, grâce à de multiples fusions-acquisitions et au taux de remboursement élevé de ses médicaments (Plavix, Tavanic, Ticlid, Tildiem, Triatec, Xatral...), vendus deux à cinq fois plus cher en France que dans le reste de l'Europe et à des prix toujours plus importants aujourd'hui (Lovenox, Lantus...). Cinquième groupe pharmaceutique mondial, Sanofi n'est pourtant classé que vingtième pour l'innovation, ce qui montre l'impasse du modèle de ce monstre financier prospérant sous perfusion de l'État.

L'influence de l'industrie pharmaceutique ne se limite pas aux instances européennes et au monde politique français. Elle s'étend aussi aux agences sanitaires et aux experts, comme nous allons le voir maintenant.

Chapitre 3
L'ADMINISTRATION SANITAIRE SOUS CONTRÔLE

On se croirait presque dans un film de Martin Scorcese, avec des enveloppes de billets discrètement déposées dans des chambres d'hôtel... Telle est l'ambiance de l'affaire que révèle Mediapart dans son enquête de mars 2015 déjà citée épinglant la haute hiérarchie des gendarmes du médicament. Gilles Bouvenot et Bernard Avouac (ex-présidents de la Commission de la transparence de la Haute Autorité de santé, qui fixe le taux de remboursement par la Sécu des médicaments), Jean-Pierre Reynier (ex-vice-président de la Commission d'autorisation de mise sur le marché et du conseil d'administration de l'Agence européenne des médicaments), Christian Jacquot (ex-membre de la Commission d'autorisation de mise sur le marché) et Renée-Liliane Dreiser (ancienne experte auprès de la Commission de la transparence) sont accusés d'avoir bénéficié de rémunérations – parfois en liquide dans de discrètes enveloppes – de la part de firmes pharmaceutiques pour des activités de conseil pour le moins opaques. On y apprend également que Bernard Avouac, à l'époque où il présidait la Commission de la transparence, travaillait aussi avec la société PR International, celle-là même qui employait Jérôme Cahuzac. Quant à Gilles Bouvenot, outre la rémunération de ses « conseils », il aurait bénéficié de gratifications en nature de la part des firmes : invitation aux opéras de l'été à l'arène de Vérone, dîners de truffes, etc. Le séisme provoqué par cette enquête a été d'autant plus important que Bouvenot jouait les « chevaliers blancs » de la lutte contre la corruption et pour la transparence des liens d'intérêts.

Au-delà du cas de ces notables de la santé publique, l'enquête montre une dérive systémique qui ne peut que nuire à l'intérêt général. Ancien président du Formindep, Philippe Masquelier a raison d'affirmer, dans un entretien au *Monde*, que « les histoires d'indépendance de l'expertise ne sont pas idéologiques » ou seulement éthiques, mais qu'elles ont « des répercussions sur la qualité des soins » et le coût du médicament pour nos systèmes publics de protection sociale. Il prend l'exemple des médicaments anti-Alzheimer, « dont toute personne scientifiquement honnête doit reconnaître qu'ils sont très peu utiles et ont coûté 300 millions d'euros à l'Assurance maladie en 2011. Soit dix mille postes d'aides-soignants pour l'année. Un temps plein par maison de retraite[56] ».

Face à un constat si accablant, la réaction de la ministre de la Santé n'a pas été à la hauteur. Certes, Marisol Touraine a jugé « extrêmement graves » les faits rapportés et elle a saisi la Haute Autorité de santé et l'Agence de sécurité du médicament pour qu'elles mènent leurs enquêtes internes, puisqu'elles étaient elles-mêmes impliquées dans ce dévoiement. Mais on aurait pu au moins espérer la mise en place d'une commission d'enquête parlementaire et la saisine directe de la justice.

Recrutement ciblé

Les laboratoires ont abondamment recruté leurs consultants parmi les hauts fonctionnaires des cabinets ministériels ou des agences sanitaires, préalablement repérés par les industriels en fonction de leurs aptitudes à soutenir leurs stratégies en échange d'une belle carrière. C'est d'ailleurs souvent le même schéma : une dizaine d'années passées dans la sphère publique avant de rejoindre les labos.

56. « Médecine : ceux qui disent non aux labos », *Le Monde*, 19 avril 2013.

C'est ainsi que, chez Pierre Fabre, à la communication, on trouve Anne-Marie Serre, une ancienne directrice de cabinet de Bruno Durieux, actuel président de la Commission des comptes de santé, Olivier Lamarque, ancien du cabinet de Philippe Douste-Blazy, et Chantal Cranjac, une ancienne du cabinet d'Hervé Gaymard – soit trois anciens ministres de la Santé. De même, Philippe Lamoureux, ex-secrétaire général de l'Agence du médicament et ex-directeur général de l'Institut national de prévention et d'éducation pour la santé (INPES), actuel directeur général du Leem, a été le conseiller des ministres Bernard Kouchner et Martine Aubry.

Un parcours révélateur est celui de l'énarque Jacques de Tournemire. Après quelques années passées comme conseiller dans les cabinets de Jean-François Mattéi et de Dominique de Villepin qui lui ont permis de remplir son carnet d'adresses, il est recruté par Pfizer comme directeur des opérations de lobbying à Bruxelles, puis nommé vice-président de Pfizer France, avant de finir consultant pour les grandes firmes pharmaceutiques.

Idem en sens inverse pour Louis-Charles Viossat, d'abord salarié du laboratoire Eli Lilly puis directeur de cabinet de Jean-François Mattéi au ministère de la Santé, avant de repartir chez Abbott comme directeur des affaires gouvernementales.

Après un passage au ministère du Travail, Michael Danon a été directeur adjoint de l'Agence régionale de l'hospitalisation (ARH) du Nord-Pas-de-Calais puis secrétaire général de l'Agence nationale d'accréditation et d'évaluation en santé (Anaes). Il entre ensuite chez Eli Lilly pour négocier les prix avec le CEPS avant d'intégrer le laboratoire Pierre Fabre comme directeur aux affaires générales.

Le parcours de Jean-Michel Alexandre, présenté par *Le Figaro* comme « l'un des hommes les plus influents en matière dc médicament en France de 1980 à 2000[57] », est également emblématique. Professeur de pharmacologie, il a présidé la Commission d'autorisation de mise sur le marché à l'Agence du médicament avant de devenir directeur de l'évaluation des médicaments de 1993 à 2000 et président du Comité européen d'évaluation des médicaments à usage humain de 1995 à 2000. Il bascule alors directement du statut d'expert public à celui de conseiller de l'industrie pharmaceutique, illustrant à merveille la théorie des portes tournantes. Selon *Le Figaro*, « il a reçu près de 1,2 million d'euros des laboratoires Servier entre 2001 et 2009 ».

Encore un exemple ? La médecin généraliste Françoise Weber, directrice de l'Institut national de veille sanitaire (InVS) de 2007 à 2014 (soit au moment de la campagne vaccinale H1N1), travaillait depuis 1987 pour les laboratoires Delagrange, Jouveinal, Parke-Davis, Pfizer et Bayer avant d'intégrer la Direction générale de la santé en 2000 puis l'Afssaps en 2003 et le cabinet de Xavier Bertrand en 2005 en tant que conseillère technique puis directrice de cabinet adjointe. Elle est depuis décembre 2012 présidente de l'European Center for Disease Control and Prevention, où elle représente la France depuis 2008. En 2014, Marisol Touraine l'a nommée numéro deux de la Direction générale de la santé.

Christian Lajoux, retraité toujours très actif, a quant à lui cumulé tous les postes en même temps : président de Sanofi France, président de la Fédération française des industries de santé (Fefis), président du Leem, administrateur

57. « La grande générosité de Servier envers un expert », *Le Figaro*, 19 décembre 2011.

de l'Afssaps/ANSM, administrateur de l'Inserm et membre du Haut Conseil pour l'avenir de l'Assurance maladie. Que le dernier ferme la porte !

La situation du professeur Daniel Floret, président du Comité technique des vaccinations (CTV), est un puissant concentré de collusions public/privé. Il est en situation de conflit d'intérêts avec les fabricants de vaccins puisqu'il exerce des activités régulières avec Sanofi au sein du groupe « avancées vaccinales ». Il participe à des travaux scientifiques avec BioMérieux/Fondation Mérieux, GSK et Sanofi. Il intervient en formation continue lors de sessions organisées par GSK et Sanofi. Il participe enfin à des études cliniques pour Pfizer et GSK. Daniel Floret travaille aussi avec l'industrie pharmaceutique au sein du Réseau d'investigation pédiatrique des produits de santé (Ripps) et entretient des relations avec le Leem. Sans oublier son statut de membre de l'association Activ, qui met en œuvre des actions en lien avec le lobby pharmaceutique. Or, le CTV conseille le gouvernement sur la politique vaccinale à mener en émettant des recommandations très suivies par les pédiatres. Comment peut-on être à ce point juge et partie ?

Même cas de figure avec Bruno Lina, qui éclaire sur les accointances entre les laboratoires et les pouvoirs publics lors de la campagne de vaccination contre la grippe H1N1. Bruno Lina est, en 2009, chef du laboratoire de virologie du CHU de Lyon, directeur de l'unité du CNRS pour le virus du H1N1 et conseiller de la ministre sur la pandémie… et par ailleurs président du conseil scientifique du Groupe d'expertise et d'information sur la grippe (GEIG), association financée à 100 % par cinq laboratoires fabricants de vaccins.

Syndrome de Stockholm

En 2009, l'Afssaps révélait que près des trois quarts des 1 400 membres et des suppléants des instances sanitaires avaient déclaré des liens d'intérêts (six en moyenne) avec l'industrie pharmaceutique. Seuls 28 % disaient être sans lien d'intérêt aucun.

John Virapen, ancien directeur de la firme Eli Lilly en Suède et aujourd'hui repenti de la Big Pharma, rapporte que la somme totale des contrats entre l'industrie pharmaceutique et les médecins ou les experts s'élève à 30 milliards de dollars par an[58]. Cette somme représente 5 % du chiffre d'affaires des laboratoires. Quatre types de contrats et de gratifications sont recensés : l'invitation à des séminaires et à des congrès tous frais payés, les conférences de formation de médecins rémunérées, les « bonus » de recherche accordés à des laboratoires publics et enfin – et surtout – les contrats personnels de consultance embarqués auprès des firmes pharmaceutiques pour la réalisation d'essais cliniques.

On a l'impression que les experts sont victimes, une fois « achetés » par le lobby pharmaceutique, d'un syndrome de Stockholm qui entrave leur libre arbitre. Le médecin du Formindep Philippe Nicot use d'une analogie efficace pour décrire ce phénomène : « Un expert ayant des liens d'intérêts avec l'industrie est comme un conducteur qui aurait bu, mais pense pouvoir conduire : il niera l'influence exercée sur lui et prendra des risques inconsidérés pour sa santé et celles des autres[59]. »

---

58. *Médicaments. Effets secondaires : la mort*, *op. cit.*
59. Cité dans Benjamin Sourice, *Plaidoyer pour un contre-lobbying citoyen*, Charles Léopold Mayer, 2014.

Le Sovaldi : un cas d'espèce

Nous avons évoqué plus haut le scandale du Sovaldi, lancé fin 2013 par le laboratoire Gilead Sciences. Un traitement révolutionnaire contre l'hépatite C, dont le prix exorbitant (41 000 euros HT le traitement de douze semaines) maximise les profits du groupe pharmaceutique mais empêche l'accès généralisé au médicament[60].

En 2014, un rapport d'experts est réalisé à la demande du ministère de la Santé. Il expose les arguments scientifiques et médicaux qui justifient de prescrire ce nouveau traitement, permettant à la Haute Autorité de santé (HAS) de fonder son évaluation[61]. Il est dirigé par le professeur Daniel Dhumeaux, hépatologue, sous l'égide de l'Agence nationale de recherche sur le sida et les hépatites virales (ANRS), qui dépend de l'Inserm, et de l'Association française pour l'étude du foie (Afef).

Après la remise de ce rapport, le Formindep a mené son enquête et constaté de nombreux liens entre les producteurs des médicaments et les experts ayant travaillé sur l'étude[62]. Pourtant, la HAS est censée rejeter de ses pools d'expertise « la participation à l'instance décisionnelle d'une entreprise qui fabrique ou commercialise un produit ou service en cours d'évaluation ».

Ainsi, nous apprenons que le professeur Daniel Dhumeaux lui-même a perçu en novembre 2013 des avantages évalués à 3 000 euros de la part de Gilead. En outre, en 2011, il était président de l'Association européenne pour l'étude du foie (EASL), financée par des firmes pharmaceutiques, dont Gilead. Le Formindep révèle aussi qu'au moment de l'étude quatre conventions existaient entre des firmes commercialisant des antiviraux de l'hépatite C et l'ANRS, mandatée

60. Voir « Hépatite C : des médicaments rationnés parce que ruineux », Mediapart, 17 juin 2015.
61. « Prise en charge des personnes infectées par les virus de l'hépatite B ou de l'hépatite C. Rapport de recommandations 2014 ».
62. « Quand l'hépatologie s'enhardit à propos de l'efficacité des nouveaux médicaments de l'hépatite C, mais reste muette sur les lourds liens d'intérêts qui l'unissent aux industriels », www.formindep.org.

pour réaliser le rapport d'expertise devant éclairer la décision publique de la ministre de la Santé. Quant au professeur Delfraissy, directeur de l'ANRS, il a participé à une réunion du « board » de Gilead fin 2013. En descendant dans les ténèbres des liens d'intérêts des membres des groupes de travail ayant abouti au rapport Dhumeaux, le Formindep montre qu'au sein du groupe 9, par exemple, douze des vingt membres ont participé aux réunions de Gilead pendant la période d'élaboration des recommandations.

Enfin, et de manière un peu périphérique, le directeur général de la Santé lui-même, le professeur Benoît Vallet, mentionne dans la déclaration publique d'intérêt du 8 avril 2015, en tant que membre du Comité économique des produits de santé (CEPS), que l'un de ses proches parents est salarié ou possède des intérêts financiers chez Gilead Sciences.

Cet exemple montre bien comment une expertise sous influence irrigue la décision publique. Et ce au risque de peser lourdement sur les comptes de la nation. Rappelons que le Sovaldi représentait près d'1 milliard d'euros de dépenses pour l'Assurance maladie en 2014.

En raison de ces éléments, nous exigeons une remise à plat de la commercialisation et du remboursement du Sovaldi, avec l'invalidation des recommandations du rapport Dhumeaux ayant fondé sa mise sur le marché et la réévaluation, par la Commission de la transparence, du rôle de ces médicaments dans la thérapeutique de l'hépatite C et surtout du ciblage des patients à traiter, en commençant par actualiser les données épidémiologiques, qui datent d'une décennie.

Chapitre 4
LES ASSOCIATIONS, CHEVAL DE TROIE DES LABORATOIRES

Le lobby pharmaceutique, on le sait, adore avancer masqué. Et les associations de malades représentent pour lui un vecteur de choix. Les laboratoires s'assurent leur soutien en finançant notamment des campagnes d'éducation aux patients avant l'introduction d'un nouveau produit. Ils sont particulièrement actifs dans le domaine des affections chroniques génératrices de traitements et de coûts évolutifs à vie, tels le diabète ou les maladies cardiovasculaires. Par exemple, la Société française de cardiologie est financée par Sanofi-Aventis.

Selon les chiffres de la Haute Autorité de santé, les industriels des produits de santé ont déclaré avoir versé 5,5 millions d'euros à 333 associations de patients et d'usagers de la santé en France pour la seule année 2013[63]. En 2011, toujours selon la HAS, le laboratoire Johnson & Johnson a versé 638 500 euros de dons aux associations de malades, Abbott 329 430 euros, GSK 299 155 euros et Bayer 148 400 euros[64]. Les cinq premiers bénéficiaires de la « philanthropie » de Big Pharma étaient l'Association française des diabétiques (521 922 euros), l'Association pour la lutte contre le psoriasis (369 836 euros), Asthme et Allergies (315 116 euros), l'Association française des hémophiles (309 879 euros) et la Fédération Aides de lutte contre le sida (220 000 euros). C'est ainsi que les membres de ces associations se retrouvent aux côtés d'experts et

63. Voir www.has-sante.fr.
64. « Des associations de malades financées par les labos », *Le Figaro*, 12 octobre 2012.

d'industriels lors de rendez-vous somptueux dans le cadre exceptionnel des Ateliers de Giens ou des universités d'été pharmaceutiques de Lourmarin.

Il en va de même pour les sociétés savantes, telle la Société française de pharmacologie et de thérapeutique, très active dans l'organisation des Ateliers de Giens ou d'autres espaces de rencontre entre les agences sanitaires et l'industrie.

La loi Bertrand : avancées et carences

La loi Bertrand du 29 décembre 2011 a permis quelques avancées pour limiter les situations de conflits d'intérêts :

– les experts de santé publique ne participent aux décisions sur les médicaments que s'ils ont déclaré leurs liens d'intérêts des cinq dernières années avec les laboratoires, sous peine d'écoper de 30 000 euros d'amende ;

– les laboratoires doivent déclarer tout cadeau fait aux médecins et aux experts sous peine d'une amende de 45 000 euros. Depuis un recours du Conseil d'État de mars 2015, tous les contrats d'achat de biens ou de services par les entreprises auprès des professionnels de santé doivent être déclarés, et le montant de ces contrats doit figurer dans la déclaration. Il s'agit d'une avancée majeure qui devrait permettre de mettre en lumière l'importance des rémunérations des grands leaders d'opinion de la santé ;

– la loi stipule également que les visiteurs médicaux ne peuvent plus voir les médecins qu'en groupe à l'hôpital. Cependant, l'article 58 du projet de loi de financement de la Sécurité sociale (PLFSS) de 2013, organisant la visite médicale à l'hôpital sous forme collective, n'a jamais été mis en place car le Conseil constitutionnel, saisi, l'a jugé contraire à la Constitution. C'est fort dommage, comme l'illustre l'exemple suivant. En Italie, soixante-sept pédiatres endocrinologues de quarante hôpitaux dans quinze régions ont fait l'objet d'une enquête pour avoir reçu du laboratoire Sandoz (groupe Novartis) de 1 000 à 1 500 euros d'honoraires pour chaque enfant mis en traitement par l'Omnitrope, jusqu'à des doses deux à trois fois trop fortes, délétères quand on connaît les effets secondaires de cette hormone de croissance. Une telle situation aurait été impensable en Suisse, où la visiste médicale est organisée collectivement.

En dépit de ces quelques points positifs, la loi Bertrand comporte selon nous des carences :

– il n'y a pas eu de révision des instances de fixation du prix et de mise sur le marché des médicaments, en dehors du changement d'appellation de l'Agence française de sécurité sanitaire des produits de santé (Afssaps) en Agence nationale de sécurité du médicament et des produits de santé (ANSM) ;

– pas de remise en cause de la pléthore de médicaments inutiles ;

– pas de remise en cause de l'expertise. Nous avons toujours des experts confortablement rétribués par les laboratoires tandis que les experts en santé publique accomplissent un boulot quasi bénévole.

La situation décrite dans cette troisième partie – des conflits d'intérêts à tous les niveaux – n'a rien d'inéluctable. La volonté politique peut permettre d'installer des parades afin de sortir de ces relations endogamiques entre les marchands de médicaments et les régulateurs du marché que sont les autorités sanitaires et politiques. Les solutions existent pour en finir avec ce système « pharmamical ». Pour être efficaces, elles doivent être appliquées de manière globale dans le cadre d'une grande réforme de notre organisation sanitaire. Voyons maintenant nos propositions pour y parvenir.

QUATRIÈME PARTIE

NOS SOLUTIONS POUR BAISSER LES PRIX ET EMPÊCHER LES CONFLITS D'INTÉRÊTS : LA NÉCESSAIRE RÉFORME DE LA FILIÈRE DU MÉDICAMENT

« Ceux qui vivent, ce sont ceux qui luttent. »
Victor Hugo, *Les Châtiments*

Le ministre des Finances Michel Sapin a présenté au cours de l'été 2015 un projet de loi dit « anticorruption » et « pour la transparence de la vie économique ». Il prévoit la création d'une agence nationale de lutte contre la corruption, visant notamment à protéger les lanceurs d'alerte, et d'un répertoire national des lobbyistes, obligeant les représentants d'intérêts à sortir de l'opacité actuelle. Il n'est pas sûr que cette loi permette de rompre avec les dérives systémiques pointées dans ces pages, mais son projet même montre bien qu'une moralisation de la vie publique est nécessaire.

Dans le rapport « Médicament : restaurer la confiance » (2006), François Autain identifiait plusieurs failles dans notre système de contrôle de la sécurité des médicaments : « Sa dépendance à l'égard de l'industrie pharmaceutique, la complexité du processus de décision de mise sur le marché d'un médicament, l'architecture organisationnelle éclatée qui nuit à sa cohérence et à son efficacité, l'opacité de fonctionnement des agences sanitaires et enfin l'insuffisance criante des moyens dont elles disposent. » C'est là un résumé parfait des enjeux à mobiliser pour réformer en totalité la filière du médicament. Selon nous, il faut donc :

– entamer une lutte sans relâche contre les conflits d'intérêts. Pour cela, non seulement les élus et les experts qui représentent l'État face aux laboratoires, mais aussi tous les médecins doivent rendre publics leurs liens avec l'industrie pharmaceutique. Il faut sanctionner plus durement les laboratoires qui ne déclarent pas leurs liens avec la formation des médecins, en instaurant une pénalité à hauteur de 10 % de leur chiffre d'affaires annuel, qui alimentera la recherche publique et la formation des médecins ;

– assurer une formation des médecins à la juste prescription des médicaments et garantir l'indépendance de leur formation initiale et continue, actuellement trop dépendante des laboratoires pharmaceutiques ;

– cesser les autorisations de mise sur le marché pour les médicaments sans plus-value thérapeutique, ou alors à des prix significativement plus bas ;

– purger les médicaments mis sur le marché qui ne servent à rien : seuls ceux qui ont un réel intérêt thérapeutique doivent être remboursés ;

– obtenir une baisse générale des prix des médicaments et leur fixation à partir des données européennes – et non plus de façon opaque, comme actuellement, par le Comité économique des produits de santé (CEPS) ;

– optimiser la prescription médicale dans toutes les classes thérapeutiques avec la généralisation des génériques et l'uniformisation européenne de leur prix ;

– empêcher les stratégies qui visent à retarder l'arrivée des génériques sur le marché, que ce soit l'allongement de la durée des brevets ou l'exclusivité des données ;

– identifier les médicaments présentant un fort intérêt public afin de permettre leur appropriation par l'État : la logique sanitaire doit primer sur la logique commerciale ;

– assurer le « désarmement promotionnel » de l'industrie par l'interdiction du maintien d'un budget pour le marketing, comme on l'a fait pour le tabac en France. Le déploiement des médicaments (princeps et génériques) passe en effet par une évolution du métier des visiteurs médicaux, rétribués par l'industrie, vers le métier d'« informateurs pharmaceutiques indépendants ». Quand un nouveau médicament apporte un plus thérapeutique, une simple parution dans les outils d'information de chaque professionnel de santé devrait être suffisante pour le faire connaître, sans qu'il soit nécessaire de dépenser une somme représentant jusqu'à 25 % de son prix remboursé par la collectivité, comme c'est le cas actuellement pour une majorité de produits sans intérêt ;

– mettre en place des actions de groupe comme aux États-Unis (« *class actions* ») ou en Italie, pour protéger la population et mettre en œuvre la loi Blandin de 2013 relative à l'indépendance de l'expertise en matière de santé et d'environnement et à la protection des lanceurs d'alerte.

La réforme de la politique du médicament passe donc à la fois par une réforme structurelle liée aux institutions « gendarmes » et par une modification des usages des prescripteurs et des patients. Il faut agir simultanément sur ces deux leviers pour lutter à la fois contre le surcoût du médicament et sa surconsommation par les citoyens.

Chapitre 1
RENFORCER L'ENCADREMENT DU MÉDICAMENT POUR LUTTER CONTRE LA SURFACTURATION

Pour diminuer la facture colossale que représente le médicament dans notre politique de santé, il convient d'agir sur l'indépendance totale de l'expertise, d'épurer les instances de contrôle du médicament et de la fixation des prix, de réorienter la recherche et de renforcer la pharmacovigilance.

1. Garantir l'indépendance de l'expertise et des systèmes de sécurité du médicament

La porosité actuelle entre les « évaluateurs » et les « évalués », les contrôleurs et les contrôlés, est source de défiance chez les citoyens, avec un risque de rejet en bloc de la science, voire de retour à certaines formes d'obscurantisme. Il est donc urgent de lutter contre les conflits d'intérêts et d'ouvrir l'expertise aux hommes de terrain.

Le Formindep prône depuis des années la création d'un corps d'experts de haut niveau indépendants de tout lien avec les firmes pharmaceutiques. Ajoutons que ces experts devront percevoir une rémunération suffisante pour éviter toute tentation vénale. Une telle instance était préfigurée dans la proposition de loi de Marie-Christine Blandin, sénatrice écologiste, en 2013, qui a permis la reconnaissance des lanceurs d'alerte. Elle prévoyait en effet, dans sa version originelle, la création d'une Haute Autorité de l'expertise scientifique et de l'alerte en matière de santé et de défense de l'environnement. Les parlementaires des autres formations politiques n'ont pas souhaité que cette instance voie le jour. Dommage.

Avant toute réforme, cependant, il faudra réaliser un audit des conflits d'intérêts régnant dans les agences sanitaires afin d'en écarter les agents compromis. La mise en place d'une commission d'enquête parlementaire permettrait de mettre au jour ces situations délictueuses et de renforcer la législation, comme cela s'était fait en 2010 avec la commission d'enquête sur le rôle des firmes pharmaceutiques dans la gestion par le gouvernement de la grippe H1N1.

Muscler notre législation

Afin de sortir des situations de consanguinité privé/public décrites plus haut, il convient de prohiber tout contrat de consultance avec l'industrie pharmaceutique pour les médecins hospitaliers – et *a fortiori* les professeurs des universités. Le choix pour un médecin doit être clair : soit il travaille dans le public à l'hôpital, soit il travaille en direct pour un laboratoire dans le privé.

Il faut également établir un sas de plusieurs années entre l'activité publique des hauts fonctionnaires ou des membres de cabinets ministériels et leur passage dans le secteur privé. Et ce sas, bien entendu, doit fonctionner dans les deux sens. Pour les ministres et les parlementaires, la sanction, en cas de non-respect de cette règle, pourrait être la perte des droits à la retraite afférents à leur ancien mandat, voire une inéligibilité permanente en cas de faute majeure.

L'exemple canadien : un modèle à reproduire

En 2006, le Canada a voté une loi fédérale de prévention des conflits d'intérêts. C'est l'une des législations les plus avancées en la matière. Outre la protection des lanceurs d'alerte, elle établit un code de conduite concernant la gestion des conflits d'intérêts, encadre le lobbying et les situations de « portes tournantes », tout en mettant en place une autorité indépendante chargée des conflits d'intérêts et de l'éthique.

En 2008, la loi sur le lobbying établit une nouvelle catégorie de fonctionnaires, appelés « titulaires d'une charge publique désignée », comprenant les ministres, les membres des cabinets ministériels et les hauts fonctionnaires, ainsi que les députés et les sénateurs. Ces personnes sont interdites d'exercer des activités de lobbying auprès du gouvernement du Canada durant une période de cinq ans après avoir quitté leurs fonctions. Pour mémoire, au sein de l'Union européenne, l'Agence européenne des médicaments (EMA) ne prévoit qu'un délai de carence de deux ans… souvent non respecté.

Élargir les missions de la Haute Autorité pour la transparence

En France, la loi relative à la transparence de la vie publique a été votée en septembre 2013. Elle instaure notamment une Haute Autorité pour la transparence de la vie publique (HAT). Cette autorité administrative indépendante assure le contrôle et la prévention des conflits d'intérêts pour les élus locaux et nationaux, les responsables publics au sein des ministères, leurs collaborateurs et les dirigeants des entreprises publiques ou d'organismes administratifs indépendants. Nous souhaitons que ses missions soient élargies aux dirigeants des grandes agences sanitaires, qui définissent et contrôlent la politique de santé publique.

2. Revoir l'architecture du système de sécurité des médicaments

L'essai thérapeutique ne doit plus être le monopole du laboratoire qui finance les tests : il doit associer le promoteur de l'essai, l'administration publique et les malades qui prennent des risques, par le truchement d'un protocole d'expérimentation.

L'enjeu et le protocole complet de l'essai, ainsi que ses commanditaires, doivent être clairement exposés au malade. Lequel ne doit être soumis à aucun chantage ni à aucune incitation à participer à un essai dans l'optique de bénéficier de ce nouveau traitement. Les résultats intermédiaires et définitifs de l'essai doivent être communiqués aux patients et aux agences sanitaires, qui lanceront une évaluation indépendante afin de vérifier si les objectifs initiaux ont été atteints.

Des essais biaisés

Dans *Les Médicamenteurs*, Stéphane Horel montre comment les laboratoires usent de stratagèmes variés pour biaiser des essais cliniques que bien évidemment ils financent. Par exemple, ils évitent de tester les médicaments sur des personnes âgées, leur préférant des volontaires d'âge médian, moins susceptibles de manifester des effets secondaires. Ainsi, sur les cinquante-six essais cliniques menés entre 1987 et 1990 sur l'impact des anti-inflammatoires sur les douleurs de l'arthrose, seuls 2,1 % des patients soumis aux tests avaient plus de 65 ans, alors que ce sont les premiers concernés par ce type de pathologie. De même, une sous-représentation des femmes dans le cadre d'essais cliniques permet de minorer les remontées d'effets secondaires spécifiques au genre féminin.

Les essais cliniques doivent non seulement être intégralement publics et consultables, à chacune de leurs étapes, mais réalisés par des chercheurs indépendants des laboratoires, contrôlés et révocables par des patients et des médecins. Ceci afin d'éviter que les firmes ne soient juge et partie.

Il faut également renforcer l'observation du médicament une fois que celui-ci est mis sur le marché, afin de détecter ses possibles effets indésirables. En effet, les essais thérapeutiques ne permettent pas toujours de savoir si un médicament est dangereux ou présente des effets secondaires gênants avant sa mise sur le marché : par exemple, pour le risque suicidaire ou la baisse de la libido, l'effet indésirable ne peut être détecté lors de la phase de test sur des animaux. De plus, la règle statistique de mesure de la fréquence d'un risque nécessite la prise en compte d'un échantillon colossal : quand l'effet indésirable concerne 1 cas sur 5 000, cela signifie que l'échantillon à mettre en place doit inclure 150 000 malades lors de l'essai clinique.

Bataille législative

Tout n'est pas désespéré en matière de santé en Europe, et le combat des élus écologistes au Parlement européen est parfois couronné de succès. En avril 2014, ils ont obtenu l'inscription dans le règlement européen n° 536/2014 du principe de la publication des données des essais cliniques, exigeant des firmes pharmaceutiques qu'elles mettent à disposition de manière exhaustive les résultats de leurs protocoles. Toutefois, la bataille est loin d'être terminée, car le règlement en question ne sera applicable qu'à partir de mai 2016. En attendant, les industriels du médicament s'ingénient à le détricoter en mettant une pression intense sur les agences sanitaires : ainsi, l'EMA a été attaquée par le laboratoire Abbvie en 2013 pour avoir rendu publics des résultats d'essais cliniques[65].

65. Abbvie a finalement retiré sa plainte en 2014, peut-être parce que la législation sur le secret d'affaires en débat au Parlement européen la rendait inutile.

En outre, la transparence prévue dans le règlement se voit menacée par le traité de libre-échange États-Unis-UE (TTIP/Tafta) et le projet de directive européenne sur le secret d'affaires. Vivement critiquée par les lanceurs d'alerte et les défenseurs des libertés publiques, cette directive pourrait être utilisée par les entreprises des secteurs de la santé publique, de l'environnement et de la sécurité alimentaire pour refuser de se conformer aux politiques de transparence. En effet, les essais cliniques seraient susceptibles d'être considérés comme des « données commerciales confidentielles » : un rêve pour Bayer, Sanofi et consorts ! Une perspective catastrophique, car l'accès aux données de recherches par les agences sanitaires, les chercheurs, les médecins et les patients (particulièrement les données sur l'efficacité et les effets indésirables des médicaments) est essentiel pour protéger la sécurité des patients. Ces informations permettent aussi d'éviter d'inutiles dépenses pour des remèdes sans plus-value thérapeutique et parfois dangereux. Enfin, la transparence et la publicité des recherches cliniques permettent de veiller au respect de l'éthique dans ces pratiques.

3. Réorienter la recherche et développer sa maîtrise publique

Aujourd'hui, nous l'avons vu, la recherche n'est plus orientée vers les besoins médicaux les plus criants mais vers les sources de profits les plus sûres pour les laboratoires. Par exemple, la recherche d'antibiotiques pour le traitement de maladies infectieuses est largement moins soutenue que la recherche contre les maladies du monde occidental : diabète, cholestérol, cancer et dépression. Alors même qu'on voit réapparaître dans les pays du Sud des maladies disparues dans les pays riches : la tuberculose, la pneumonie et le paludisme.

L'Organisation mondiale de la santé l'a rappelé en mars 2013 : de plus en plus d'infections deviennent résistantes aux antibiotiques. Le *staphylococcus aureus*, résistant à la méticilline, tue 18000 personnes par an aux États-Unis, soit plus que le sida. C'est pourquoi il faut réinjecter des moyens dans de vieilles techniques efficaces face à l'antibiorésistance, à l'instar de la phagothérapie, qui consiste à utiliser les phages, virus naturels des bactéries présents dans la nature, et notamment dans les eaux usées. Les résultats sont impressionnants : là où les antibiotiques échouent, les phages soignent. Seuls certains pays de l'Est, la Géorgie notamment, continuent de les utiliser et de les commercialiser. Au sein de l'Union européenne, de nombreux blocages administratifs et juridiques entravent la progression de la recherche et l'éventualité d'une commercialisation de médicaments à base de phages, alors même que cette technique semble efficace en nécessitant peu de moyens de recherche.

Une taxe sur les bénéfices des labos ?

La baisse du prix du médicament et le conditionnement des aides, comme pour le crédit d'impôt recherche, permettraient de dégager des moyens pour financer la recherche médicale publique, délaissée ces dernières années au profit de l'industrie privée. L'État pourrait ainsi mieux orienter les axes prioritaires de santé publique.

Une autre piste intéressante consisterait à taxer les bénéfices des laboratoires pour financer la recherche publique. En 1998, Martine Aubry, qui détenait le portefeuille de la Santé au ministère du Travail et de la Solidarité, prévoyait l'instauration d'une telle contribution dans son projet de loi de financement de la Sécurité sociale, mais cette mesure a vite été écartée par une majorité de députés sous l'impulsion des membres du groupe médicaments. À l'origine de la Sécurité sociale, en 1945, les statuts prévoyaient qu'on ne pouvait pas faire du profit avec la maladie des êtres humains. Aujourd'hui, nombreux sont ceux qui, tel le médecin urgentiste Patrick Pelloux, défendent l'idée d'une sorte de taxe Tobin appliquée aux profits réalisés par les grandes industries pharmaceutiques. Ce serait un moyen d'accroître le financement de l'hôpital public et de financer la recherche médicale publique. Une mesure de justice sociale, en somme.

4. Revoir les autorisations de mise sur le marché (AMM), l'évaluation, la fixation du prix et le remboursement des médicaments

En 1999, Martine Aubry avait missionné la Commission de la transparence pour réévaluer l'ensemble des médicaments remboursables. Deux ans d'études avaient conduit cet organisme à considérer que 835 médicaments présentaient un service médical rendu insuffisant et ils ont été déremboursés. Malheureusement, ces produits peu onéreux ont été remplacés par une multitude de nouveaux médicaments beaucoup plus chers et sans plus-value thérapeutique – voire dangereux.

La question qui se pose alors est la suivante : remboursés ou non, pourquoi conserver sur le marché des médicaments considérés comme peu ou pas utiles, *a fortiori* s'ils sont douteux ? C'est par exemple le cas du Multaq (Sanofi-Aventis), un remède soignant les arythmies cardiaques et qui présente des risques sévères de toxicité hépatique.

Certes, il a été déremboursé début 2012, mais il reste sur le marché alors qu'il pose des problèmes de sécurité pharmacologique.

Aujourd'hui, l'AMM européenne est considérée comme laxiste par les spécialistes de la santé quant à son évaluation de la plus-value thérapeutique d'un nouveau médicament. C'est ainsi que des médicaments peu efficaces se verront accorder une AMM. La limitation de leur prescription se fera au niveau des autorités sanitaires nationales, si elles décident de leur non-remboursement. L'aberration est là : l'AMM n'est pas gage d'efficacité thérapeutique. Il est donc nécessaire de réviser la législation européenne de cette façon :

– renforcer le niveau de preuves de la valeur thérapeutique ajoutée d'un nouveau médicament dans les demandes d'AMM ;

– rendre obligatoire la mise à disposition des résultats complets des essais cliniques pratiqués par un laboratoire et des comparatifs avec le médicament de référence ;

– mettre en place un financement des essais cliniques comparatifs, seul moyen de rester objectif dans la prise en compte de la balance bénéfice/risque.

Clarifier le rôle des agences sanitaires

Pour apporter de la transparence au système sanitaire, il convient de revoir le millefeuille administratif et de simplifier les centres de décision, aujourd'hui trop éclatés. Pour mieux comprendre nos propositions de réforme, examinons d'abord le circuit actuel du médicament.

Une fois obtenue l'autorisation de mise sur le marché d'un nouveau traitement, une demande est faite à la Haute Autorité de santé (HAS), en vue d'un examen par la Commission de la transparence, afin que le médicament puisse être remboursable par la Sécurité sociale.

La HAS est composée depuis 2004 de deux membres désignés par le président de la République, deux par le président de l'Assemblée nationale et deux par le président du Conseil économique et social. Son rôle : fixer les recommandations de bonnes pratiques, souvent présentées comme « opposables » – en d'autres termes, obligatoires.

La Commission de la transparence se prononce à l'aune de deux critères d'évaluation : le service médical rendu (SMR) – qui concerne la valeur intrinsèque du médicament et doit répondre à la question : « Ce nouveau médicament rend-il suffisamment de services pour être remboursé ? » – et l'amélioration du service médical rendu (ASMR), sur la base d'un comparatif avec une molécule déjà présente sur le marché. L'ASMR est cotée selon cinq niveaux :

– 1 : amélioration majeure ;
– 2 : amélioration importante ;
– 3 : amélioration modérée ;
– 4 : amélioration mineure ;
– 5 : aucune amélioration.

Aujourd'hui, 80 % des nouveaux médicaments sont classés ASMR 5, ce qui prouve bien qu'ils n'apportent rien sur le plan thérapeutique – sur le plan commercial, c'est une autre histoire.

Depuis le décret du 27 octobre 1999, le niveau d'ASMR conditionne en théorie le taux de remboursement. Ce dernier constitue le principal outil de la régulation : en effet, les médicaments remboursés représentent les trois quarts du chiffre d'affaires de l'industrie pharmaceutique (hors export) en France.

Une fois l'évaluation réalisée par la Commission de la transparence, le dossier est étudié par le Comité économique des produits de santé (CEPS), qui va fixer le prix du produit. Placée sous l'autorité conjointe des ministères de la Santé et de l'Économie, cette instance est composée d'un président, de deux vice-présidents, l'un pour les médicaments et l'autre pour les dispositifs médicaux, et d'une trentaine de membres, dont la moitié siègent dans les deux sections.

Les membres du CEPS ne peuvent prendre part ni aux délibérations ni aux votes s'ils ont un intérêt direct ou indirect à l'affaire examinée (article 432-12 du code pénal). En outre, au moment de son entrée en fonction, chaque membre doit déposer une déclaration d'intérêts.

Le prix du médicament est fixé par convention avec les laboratoires sur la base de l'ASMR du médicament. Des accords-cadres sont également conclus entre le CEPS et le syndicat de l'industrie pharmaceutique (le Leem). Ils portent sur le niveau de prix, les modalités particulières de fixation des prix et le calcul des remises de fin d'année des laboratoires à l'assurance maladie en cas de dépassement du volume prévisionnel de vente du médicament.

Comment transformer ce système? *A minima*, au sein du CEPS, on pourrait imaginer une plus large représentativité des acteurs indépendants, en y intégrant des pharmaciens, des prescripteurs et des associations de malades et de victimes d'accidents médicamenteux. Le sénateur François Autain va plus loin, considérant qu'il faudrait carrément supprimer le CEPS et confier la compétence de la fixation du prix du médicament directement à la branche maladie de la Sécurité sociale, comme cela se fait dans d'autres pays.

En toute logique, et dans un premier temps, la sécurité sanitaire devrait relever de l'ANSM, l'efficacité et les indications thérapeutiques de la HAS et le prix du CEPS, à condition que sa composition soit révisée. Une refonte des agences exigeant quelques années, il conviendra, à terme, de clarifier les missions de chacune et de diminuer le nombre d'agences sanitaires.

Des critères plus citoyens doivent aussi entrer en ligne de compte dans la fixation des prix. Jean-Pierre Vernant, professeur émérite d'hématologie à l'hôpital de la Pitié-Salpêtrière, l'exprime ainsi dans une tribune parue en 2014 dans *Libération* : « Le juste prix d'un médicament devrait être déterminé au terme de négociations entre les pouvoirs publics et les industriels producteurs, négociations qui devraient tenir compte des dépenses de recherche et développement effectivement engagées et d'une marge bénéficiaire raisonnable, déterminée par avance. L'industriel pourrait conserver, jusqu'à son terme légal, le brevet du produit mais, une fois les sommes convenues engrangées, devrait poursuivre la commercialisation du produit avec les marges dont disposent habituellement les producteurs de génériques. Accepter, ainsi, un juste prix des innovations thérapeutiques témoignerait que l'objectif principal de l'industrie pharmaceutique est bien prioritairement l'amélioration de la santé des populations, et non l'amélioration des retours sur investissement à ses actionnaires. » Une synthèse lumineuse.

Pour une coordination européenne des agences sanitaires

Face aux multinationales du médicament, les autorités sanitaires des différents pays devraient pouvoir collaborer et s'informer mutuellement lorsqu'un problème apparaît sur leur territoire. On ne peut pas abandonner cette responsabilité au fabricant, qui défend d'autres intérêts, ni même à la seule Agence européenne des médicaments. Lors de l'épisode de la grippe H1N1, par exemple, les effets secondaires (narcolepsie) du vaccin Pandemrix (GSK) constatés chez des enfants en Suède et en Finlande ont été répercutés par les agences nationales, et non par l'EMA.

Il est impératif que les agences européennes puissent se coordonner dans leurs recommandations et leurs réévaluations des médicaments après leur mise sur le marché. Les accidents relatifs aux vaccins Rotarix et Rotateq (voir le chapitre 2 de la première partie), par exemple, démontrent la nécessité d'une actualisation des données de pharmacovigilance et d'une coopération des agences nationales pour revoir éventuellement les AMM au niveau de l'Agence européenne des médicaments.

5. Améliorer le suivi des médicaments et la pharmacovigilance

Fin avril 2015, la Commission de la transparence de la Haute Autorité de santé demande le déremboursement des médicaments contre l'hypertension artérielle à base d'olmésartan, en raison de graves effets indésirables constatés. Toutefois, elle diffère ce déremboursement d'une année, « le temps nécessaire aux éventuelles modifications thérapeutiques ». N'est-ce pas plutôt un cadeau fait aux fabricants de cette molécule, les laboratoires Menarini et Daiichi Sankyo France ?

De fait, ce délai d'un an paraît d'autant plus incompréhensible qu'il existe des médicaments présentant beaucoup moins d'effets secondaires, et que la HAS elle-même estime que « le service médical rendu [de l'olmésartan] est insuffisant au regard des alternatives disponibles pour justifier sa prise en charge par la solidarité nationale ».

Mais surtout, toujours selon la HAS, « l'olmésartan peut entraîner des entéropathies (maladies de l'intestin) graves se traduisant par une diarrhée chronique sévère avec perte de poids importante pouvant entraîner une hospitalisation prolongée ». Une étude de la Caisse nationale d'assurance maladie des travailleurs salariés (CNAMTS), réalisée à l'automne 2013 à la demande de l'Agence nationale de sécurité du médicament et des produits de santé (ANSM), avait alerté sur ces risques avérés après que quatre cas d'entéropathie avaient été notifiés par le Centre régional de pharmacovigilance de Bordeaux. Les deux laboratoires concernés ont par ailleurs fait état de 724 cas d'entéropathies sous olmésartan dans le monde entre mai 2002 et février 2014.

On le voit : il était aberrant de laisser l'olmésartan sur le marché. La Commission d'autorisation aurait dû être plus exigeante en termes d'essais et la Commission de la transparence aurait dû recommander le déremboursement des spécialités contenant cette molécule dès les premières alertes.

Quelques apports législatifs

Cet exemple illustre les carences de notre système de pharmacovigilance, quand bien même, depuis 2010, le règlement européen 1235/2010 apporte les améliorations suivantes :

– la mise en place, en décembre 2011, du portail Web Eudravigilance (voir encadré) ;

– la création, au sein de l'Agence européenne des médicaments (EMA), d'un comité pour l'évaluation des risques en matière de pharmacovigilance, pouvant émettre des recommandations sur un médicament après son autorisation de mise sur le marché ;

– l'obligation pour l'EMA de tenir à jour une liste publique des médicaments soumis à une procédure de surveillance supplémentaire post-autorisation pour les traitements à propos desquels des doutes sont apparus.

Après le scandale du Mediator, deux nouveaux apports à la législation européenne sont intervenus, notamment avec la directive pharmacovigilance (2012/26/UE) du 25 octobre 2012. À la demande des écologistes, un *stress test* de la directive de 2010 a été effectué en commission Environnement du Parlement européen, afin de déterminer si un cas similaire à celui du Mediator pouvait apparaître. Il a débouché sur ces nouvelles dispositions :

– l'obligation pour le titulaire d'une autorisation de mise sur le marché d'informer les autorités compétentes concernées des raisons qui l'amènent à retirer un médicament du marché ;

– l'évolution de la procédure d'urgence, qui nécessite la mise en place d'un plan d'action à l'échelle européenne. Initialement, cette procédure ne pouvait se déclencher qu'en cas de *risque avéré*. Il est désormais possible, pour un État membre de l'UE (ou même pour la Commission européenne), de l'activer en raison d'*inquiétudes* fondées sur l'évaluation des données de pharmacovigilance. Concrètement, l'État qui a identifié un risque potentiel doit avertir l'EMA, la Commission européenne ainsi que tous les autres États membres, et leur communiquer les actions qu'elle préconise : restriction des indications d'un médicament, ajout d'une nouvelle contre-indication ou réduction du dosage recommandé.

Eudravigilance

Ce système d'information en ligne a été lancé par l'EMA au niveau de l'Union européenne, à la demande des eurodéputés. Sa mission est de rapporter et d'évaluer les effets secondaires des médicaments à la fois pendant leur développement et en phase de commercialisation. Eudravigilance publie notamment les informations suivantes :

– les échanges de données entre l'EMA, les agences nationales et les industriels concernant les effets indésirables supposés ;

– des informations sur les effets indésirables constatés en cas d'utilisation du médicament conforme à son autorisation de mise sur le marché ;

– des informations sur les effets indésirables qui apparaissent lors d'une utilisation hors AMM ;

– les résultats des études post-autorisation ;

– les risques spécifiques liés à une exposition professionnelle.

Le site propose également une interface de saisie des problèmes rencontrés par tous les acteurs, y compris – c'est à noter – par les patients eux-mêmes.

Dans le cas des médicaments à base d'olmésartan évoqués plus haut, 2 780 cas individuels d'effets indésirables ont été répertoriés sur Eudravigilance. Les problèmes les plus fréquemment rapportés sont gastro-intestinaux, à 46 % chez des personnes de 65 à 85 ans. On peut dès lors se poser la question : y a-t-il eu des essais cliniques sur les personnes âgées ? Et qu'a fait l'EMA à la suite de ces remontées d'information ? Rien, à notre connaissance.

Des procédures trop complexes

Ces améliorations de la législation sont salutaires, mais elles ne remettent malheureusement pas en cause le monopole de l'information des laboratoires sur la marchandise.

La totalité des activités de pharmacovigilance de l'EMA est financée par les redevances des firmes. D'où une « dépendance financière et intellectuelle de l'EMA », selon les termes de la revue *Prescrire* dans son numéro de juillet 2014.

Par ailleurs, la procédure de pharmacovigilance demeure, en France, trop complexe et trop longue. Les médecins et autres prescripteurs sont certes tenus de déclarer tout effet indésirable d'un médicament, mais peu le font, faute d'avoir été formés à la pharmacovigilance, ou par « phobie administrative ». Depuis l'affaire du Mediator et la loi du 29 décembre 2011, les patients peuvent eux-mêmes déclarer des effets indésirables sur le site de l'ANSM, mais combien le savent ? De même, les firmes pharmaceutiques doivent, six mois après la mise sur le marché de leurs médicaments, faire remonter les effets indésirables dont elles ont pris connaissance. Mais on sait par exemple que GSK a attendu fin 2014 pour signaler 284 cas d'effets indésirables (dont 9 invaginations intestinales) datant de janvier 2012 à la suite de la vaccination d'enfants par le Rotarix.

Alors, que faire ? Tout d'abord, il est nécessaire de créer une instance clairement identifiée au sein de l'ANSM, chargée de compiler toutes les informations relatives aux essais cliniques et aux effets secondaires des médicaments. Il faut par ailleurs garantir l'accès public à tous les dossiers dont disposent les laboratoires. Pour ce faire, il convient d'assouplir la législation relative à la propriété industrielle et au secret des affaires quand cela touche à la santé et au vivant.

Concernant les questions budgétaires, nous pourrions prendre exemple sur la Belgique, qui, depuis mars 2012, a mis en place un système original de financement des activités de pharmacovigilance, *via* un fonds alimenté par une taxe de quelques centièmes de centime d'euro par boîte de médicament, facturée à chacun des acteurs de la chaîne de distribution : les pharmaciens, les grossistes-répartiteurs et les laboratoires.

L'exemple allemand est lui aussi intéressant. Grâce à la mobilisation de l'association Health Action International (un équivalent de notre Formindep) et de son très actif cofondateur, le sociologue Jörg Schaaber, une loi fédérale du 11 novembre 2010 a révisé les conditions de remboursement des produits pharmaceutiques, rendant obligatoire la publication des essais cliniques antérieurs à leur mise sur le marché et instaurant une procédure d'évaluation postérieure à cette mise sur le marché[66]. Deux instances publiques sont chargées de cette évaluation : la Commission mixte et l'Institut pour la qualité et l'efficacité dans les services médicaux. Cette évaluation de l'amélioration du service médical rendu permet de revoir le taux de remboursement des médicaments, avec un vrai contrôle public. Ainsi, les autorités sanitaires peuvent intervenir pour éviter les mises sur le marché de complaisance et les remboursements abusifs par les caisses d'assurance maladie.

Des moyens d'action existent donc pour lutter contre l'emprise du lobby pharmaceutique sur nos politiques de santé publique. Il faut juste faire preuve de volonté politique et mettre en œuvre des sanctions en cas de dissimulation des données. Cependant, diminuer le prix du médicament en luttant contre les collusions public/privé ne suffit pas : il faut également lutter contre la surprescription.

66. C'est la première fois dans une législation européenne que les laboratoires sont obligés de soumettre un dossier sur l'avantage thérapeutique des nouveaux médicaments.

Chapitre 2
MODIFIER LES USAGES DES PRESCRIPTEURS ET DES PATIENTS POUR LUTTER CONTRE LA SURPRESCRIPTION

Plusieurs chantiers sont à mener de façon simultanée : la formation des médecins, l'information des praticiens comme celle des citoyens, l'évolution du rôle du pharmacien et la place à accorder aux actions de groupe et aux lanceurs d'alerte.

1. Garantir une formation indépendante pour les médecins

Les chiffres divergent selon les sources, mais ils montrent bien l'emprise du secteur pharmaceutique sur un secteur qui devrait être indépendant : la formation du corps médical. Dans un rapport de janvier 2006, l'Inspection générale des affaires sociales (Igas) souligne que les pouvoirs publics injectent chaque année environ 75 millions d'euros dans la formation médicale des médecins, quand l'industrie la finance à hauteur de 300 à 600 millions d'euros. Le rapport Lemorton[67] va plus loin, indiquant que 98 % des formations sont financées par les firmes pharmaceutiques.

Selon le Formindep, tout financement par l'industrie pharmaceutique de la formation initiale et continue des médecins devrait être prohibé. Comme l'a exprimé la pneumologue et lanceuse d'alerte Irène Frachon lors d'un colloque en mars 2015 sur les victimes des accidents médicamenteux, « il faut promouvoir un enseignement qui éveille en eux la capacité non seulement de savoir et de

---

67. « Rapport d'information sur la prescription, la consommation et la fiscalité des médicaments », *op. cit.*

savoir faire, mais aussi d'exercer un esprit critique et indépendant, seul garant possible de leur rôle en santé publique et civique ».

2. Garantir l'information indépendante et la transparence sur les médicaments

Pour garantir l'indépendance et la transparence de l'information médicale, nous proposons en premier lieu de bannir toute publicité *directe ou indirecte* des laboratoires. Que dit la législation aujourd'hui ? En Europe, la publicité directe à l'intention des consommateurs pour les médicaments remboursés ou délivrés avec ordonnance est interdite (exception faite, en 2007, du Gardasil), contrairement aux États-Unis[68], où la législation est néanmoins en train de se durcir. En revanche, la publicité indirecte est possible. En décembre 2008, le vote du paquet médicament ouvre le droit pour les entreprises pharmaceutiques de communiquer sur leurs produits de santé *via* Internet et dans la presse spécialisée. Au même moment, le décret modifiant le régime applicable à la publicité télévisée (visant notamment à supprimer la publicité à France Télévisions en soirée) est promulgué[69]. Il contient une pépite pour les labos puisqu'il leur offre la possibilité de parrainer des émissions télévisées. C'est ainsi qu'un programme court de TF1 diffusé en prime-time, « On a tous dans le cœur… », est parrainé par Sanofi-Aventis. Avec de tels sponsors, comment ne pas craindre une autocensure des chaînes quand

68. Pour imposer son anti-inflammatoire Vioxx (144 000 victimes et plus de 30 000 morts cardiaques aux États-Unis pour 20 millions d'utilisateurs), le groupe Merck a dépensé 160 millions de dollars la première année (1999) en publicités télévisuelles et 50 à 100 millions de dollars les années suivantes, jusqu'au retrait du médicament en 2004.
69. Décret n° 2008-1392 « modifiant le régime applicable à la publicité télévisée, au parrainage télévisé et au télé-achat », *Journal officiel*, 24 décembre 2008.

il s'agira de délivrer une information critique sur l'activité du groupe ?

Ce décret permet aussi de produire des spots publicitaires déguisés, comme dans le cas du Cialis Lilly, un médicament contre le dysfonctionnement érectile. Autre exemple, la campagne « Le mal de dos, ne lui tournez pas le dos », diffusée dans de nombreux médias et sur Internet, sous forme d'un questionnaire « pour identifier l'origine de vos douleurs ». Il s'agit ni plus ni moins d'une publicité déguisée pour l'Humira, le produit phare (et très cher : plus de 13 000 euros par an et par patient) du groupe Abbvie[70].

En finir avec le lobbying promotionnel

En second lieu, nous proposons de prohiber toute approche promotionnelle, notamment celle exercée par les visiteurs médicaux. En 1975, il y avait 9 000 visiteurs médicaux en France, 14 000 en 1991, 23 000 en 2005. En 2008, ce nombre était descendu à 20 000, puis à 17 295 en 2010 (pour 216 000 médecins environ), selon les sources du Leem[71]. Cette décrue signale un désarmement stratégique de la visite médicale, dû en partie aux réticences de plus en plus grandes des médecins, mais la fonction n'a pas disparu pour autant. Les visiteurs sont aujourd'hui en partie remplacés par un nouveau type d'ambassadeurs : les délégués aux affaires publiques ou les attachés scientifiques en région, qui ne sont plus dans la promotion directe du médicament mais exercent une influence plus subtile. Ils ne font plus la seule promotion du médicament de leur laboratoire auprès des médecins, ils jouent également un

70. Voir « Décryptage d'une campagne publicitaire déguisée » sur www.formindep.org.
71. Sanofi en salariait 1 927 à lui seul.

rôle de lobbyiste auprès des instances de régulation décentralisées, à l'instar des agences régionales de santé, mais aussi des collectivités locales en charge des politiques de santé publique. Ce lobbying promotionnel des laboratoires doit cesser. Le budget dévolu à la rémunération de ces personnels serait plus utile sur des fonctions de recherche et développement de molécules.

3. Ouvrir le débat sur l'obligation vaccinale

Comme tout médicament, un vaccin peut entraîner des effets secondaires – parfois graves. Comme pour tout médicament, il convient donc d'analyser sa balance bénéfice/risque. Pour qu'une politique vaccinale soit acceptée par la population, il faut que celle-ci puisse avoir confiance dans la démarche d'évaluation des produits proposés sur le marché. Or, dans des cas comme ceux du Gardasil, du ROR ou du vaccin contre l'hépatite B, des doutes importants sont apparus à la suite de remontées d'effets secondaires très invalidants. Ces doutes sont venus renforcer une défiance générale due à la succession, ces dernières années, de scandales sanitaires. Dans ces scandales, les ingrédients sont toujours les mêmes : alertes ignorées, effets secondaires minorés, conflits d'intérêts. Comment, dans ces conditions, ne pas tenir compte des inquiétudes de la population, particulièrement quand celles-ci concernent les enfants ?

Quelque 800 000 bébés naissent chaque année en France. Si leurs parents se conforment aux recommandations du Comité technique des vaccinations (émanation du Haut Conseil de la santé publique), ils subiront une dizaine d'injections au cours de leur première année. Soit une véritable « tempête » pour leur système immunitaire en formation. À titre de comparaison, au lendemain de la Seconde

Guerre mondiale – une période autrement plus incertaine sur le plan de la santé publique, avec notamment des problèmes de sécurité alimentaire et d'habitat insalubre –, la vaccination initiale des enfants s'étalait sur sept ans. On commençait par la variole à 18 mois, puis les trois injections de diphtérie/tétanos à 30 mois avec rappel un an plus tard et enfin la poliomyélite et la tuberculose à 7 ans. Cinq pathologies, pas une de plus.

La France est l'un des seuls pays d'Europe de l'Ouest à avoir gardé une obligation de vaccination DTP (diphtérie, tétanos, poliomyélite), et les nombreux pays qui ont levé l'obligation vaccinale ne sont pas pour autant confrontés à des épidémies ravageuses. En analysant les bilans de vaccination de l'Organisation mondiale de la santé pour l'année 2013, on s'aperçoit que l'obligation légale en Europe de l'Est et en France n'entraîne pas d'augmentation de la couverture vaccinale ; dans certains cas, elle est même légèrement inférieure.

Une information transparente

Traiter la question des vaccins sur le mode d'une opposition entre scientistes d'un côté et « écolos perchés » jouant sur la peur de l'autre serait absurde. Les conséquences parfois dramatiques des vaccinations ne sont pas des chimères, elles constituent, hélas, des faits, quand bien même ceux-ci seraient rares. Entre autres exemples, GSK a été reconnu en 2009 « totalement responsable » de la sclérose en plaques contractée par une patiente à la suite de sa vaccination contre l'hépatite B. En août 2014, l'État français a indemnisé une infirmière à hauteur de 2,4 millions d'euros pour la même raison. Nier les craintes légitimes de la population, l'empêcher de faire un choix éclairé, ce n'est pas servir la cause des vaccins, c'est au contraire renforcer la méfiance. Pour qu'une politique vaccinale soit efficace, il faut jouer « cartes sur table ».

Ainsi, à partir d'une information transparente, les parents d'un enfant doivent pouvoir apporter leur propre réponse à la question suivante : suis-je ou non prêt à assumer le fait que mon enfant contracte une rougeole, les oreillons ou une rubéole – sans pour autant banaliser ces maladies ? De même, le citoyen doit pouvoir se prononcer sur l'arbitrage suivant : au vu de mon mode de vie, de mes habitudes alimentaires, etc., quelle est la probabilité pour que je contracte une hépatite B ? Et suis-je prêt à assumer les conséquences possibles de la vaccination qui m'en protégerait ? Pour nous, il est temps d'ouvrir une réflexion dépassionnée sur la vaccination :

– Doit-elle ou non être obligatoire ?

– Est-il légitime que la vaccination contre des maladies autres que le trio DTP nous soit imposée dans les cocktails proposés par les laboratoires ?

– Pourquoi ne trouve-t-on plus de vaccins sans adjuvants aluminiques ? Pourquoi n'ont-ils pas été remplacés par le phosphate de calcium, comme l'a fait l'Institut Pasteur de 1974 à 1986 ? Pourquoi celui-ci y a-t-il renoncé ?

– Est-il nécessaire de vacciner les enfants contre toutes les maladies infantiles ?

– Dans quels cas spécifiques est-il indiqué de prescrire la vaccination des adolescentes contre le papillomavirus humain, alors qu'un frottis régulier chez le gynécologue constitue une prévention efficace contre le cancer du col de l'utérus ?

– À quel niveau d'information de la part des laboratoires le citoyen peut-il légitimement prétendre avoir accès ?

Les autorités de santé et les laboratoires ont toujours préempté ces questionnements et y ont répondu à notre place, alors qu'en tant que citoyens assujettis à la loi nous avons des avis à faire valoir. Le recours individuel et raisonné à la vaccination nous semble une piste intéressante à explorer. Nous pensons également qu'en matière de vaccination, comme dans bien d'autres domaines, le recours plus étendu au principe de précaution doit devenir la règle.

Le contexte n'a jamais été aussi favorable à l'ouverture de ce chantier. En effet, lors d'une interview sur RMC le 1er juillet 2015, la ministre de la Santé, Marisol Touraine, a déclaré ceci : « Pour que les Français n'aient pas le sentiment qu'on leur cache des choses, je suis favorable à ce qu'il y ait un grand débat public, [dès cet automne], sur la vaccination dans notre pays. » Certes, elle n'a pu s'empêcher d'ajouter que « ne rien cacher est la meilleure manière de combattre ceux qui jouent sur des peurs scientifiquement infondées », mais on assiste incontestablement à un changement de ton. Un mois auparavant, elle avait lâché un lapidaire : « La vaccination, ça ne se discute pas. »

4. Transformer le pharmacien en conseil thérapeutique et le patient en consommateur éclairé

La lutte contre le surcoût et la surprescription des médicaments passe notamment par la modification du mode de rémunération des pharmaciens. Leur marge commerciale dégressive doit être transformée en « honoraires de dispensation » à périmètre constant, considérant l'ordonnance, la ligne de prescription et un forfait par boîte ou dose thérapeutique avec un pourcentage basique de rémunération du stock, comme c'est déjà le cas dans nombre de pays européens. Rendu ainsi indépendant du prix des médicaments qu'il délivre, le pharmacien se verrait reconnaître un rôle de conseil thérapeutique plutôt que celui, réducteur, de « vendeur de remèdes », et les réductions de prix proposées pourraient s'engager. Rapidement applicable, cette mesure sortirait la profession de l'imbroglio actuel.

En effet, le système actuel a atteint ses limites : une trop faible marge de fonctionnement sur les médicaments originaux (pour le plus grand profit des multinationales), compensée par une marge nettement supérieure sur les génériques (20 % de la valeur du chiffre d'affaires officinal). Ce déséquilibre est révélateur d'une anomalie de fonctionnement.

Une éducation à la santé ?

La lutte contre la surconsommation de médicaments passe aussi par la sensibilisation des citoyens, et ce dès le plus jeune âge. Dans le cadre des nouveaux rythmes scolaires, les enfants devraient recevoir une éducation générale sur la santé, tout comme ils suivent des cours de sécurité routière. On développerait ainsi une politique de prévention primaire et une politique de santé publique active.

Concernant les autres publics, il convient de multiplier les campagnes d'information sur le bon usage des médicaments. Celle sur les antibiotiques, par exemple, avait donné de bons résultats, mais les effets s'interrompent quand on suspend les campagnes. Il faut donc persévérer et agir de façon pédagogique en direction des praticiens et des consommateurs. La santé publique comme celle des organismes sociaux ont tout à gagner, et les chaînes de télévision publique devraient y collaborer activement.

5. Reconnaître les actions collectives d'usagers et le statut du lanceur d'alerte

Il est nécessaire d'ouvrir notre système de santé pour donner davantage de place aux avis contradictoires : lanceurs d'alerte, praticiens, patients, associations... Les actions de groupe sont des procédures permettant à un grand nombre de personnes (consommateurs, patients ou usagers d'un service public) d'engager ensemble une action unique en justice afin d'obtenir réparation d'un préjudice. Elles doivent être reconnues en France, tout comme elles le sont au Royaume-Uni, en Italie, aux Pays-Bas, au Portugal ou en Suède. Lors de la campagne présidentielle de 2012, François Hollande l'avait promis. Benoît Hamon, l'ex-secrétaire d'État à la Consommation, en a fait le pivot de sa loi sur la consommation, entrée en vigueur en février 2014, mais seules les ventes de biens et de services ou le non-respect des règles de concurrence entrent dans son champ d'application : la santé et l'environnement en sont exclus. Marisol Touraine, en revanche, a inclus les questions de santé dans son projet de loi[72]. Ainsi, les victimes de préjudices liés à la santé – on pense notamment aux victimes des médicaments – pourront agir collectivement afin d'obtenir une indemnisation légitime pour les dommages subis. C'est incontestablement une avancée. Toutefois, à l'instar de ce qui est revendiqué par certaines associations de victimes d'effets indésirables graves de médicaments, il convient selon nous d'imaginer une procédure centralisée et européenne (donc transfrontalière) d'action de groupe, afin de faire face à la libre circulation des produits de santé au sein de l'UE. Ce droit existe d'ailleurs sur le papier, à l'article 13 de la Convention européenne des droits de l'homme.

72. Encore examinée au Sénat au moment où nous terminons ce livre.

Le lanceur d'alerte : quelle protection?

En matière de scandales sanitaires, on peut considérer que la première lanceuse d'alerte, en France, a été la journaliste et médecin Anne-Marie Casteret. En 1987, dans le silence assourdissant des autorités sanitaires, elle alerte sur « la tragédie des hémophiles[73] » contaminés par le virus du sida lors de transfusions sanguines réalisées dans les hôpitaux français. En 1994, André Cicolella, toxicologue au sein de l'Institut national de recherche et de sécurité (INRS), révèle quant à lui les risques toxiques des éthers de glycol. Il est aussitôt suspendu par sa direction, avant que les prud'hommes ne reconnaissent le caractère abusif de cette sanction.

Citons également Véronique Vasseur, médecin à la prison de la Santé, qui a reçu des menaces de mort pour avoir décrit l'état de nos prisons ; la pneumologue Irène Frachon, condamnée en justice dans un premier temps pour avoir dénoncé le scandale du Médiator ; Pierre Meneton, chercheur à l'Inserm, surveillé par les services de renseignement pour avoir alerté sur les méfaits du sel sur la santé ; ou encore Gilles-Éric Séralini, chercheur en biologie moléculaire, qui a vu sa carrière entravée pour avoir alerté sur la dangerosité des OGM et du Roundup Monsanto.

Le lanceur d'alerte endosse un rôle à la fois de contre-expert et de rempart face à des intérêts privés. C'est une sentinelle, une vigie citoyenne qui « brise le consensus factice savamment asséné par les experts de la communication de masse », selon les mots de Benjamin Sourice, auteur de *Plaidoyer pour un contre-lobbying citoyen*[74]. La Fondation

73. Article publié dans *L'Express* le 4 décembre 1987. En 1992, Anne-Marie Casteret publie *L'Affaire du sang*, La Découverte.
74. Benjamin Sourice, *Plaidoyer pour un contre-lobbying citoyen*, Charles Léopold Mayer, 2014.

Sciences citoyennes, dont le président d'honneur est le biologiste Jacques Testart, souhaite que « les lanceurs d'alerte aient la possibilité de porter sur la place publique les hypothèses de danger pour l'homme ou son environnement sans être subordonnés aux clauses de secret industriel ou de devoir de réserve et sans craindre d'éventuelles représailles ». C'est tout le sens du statut qui doit leur être conféré.

La première législation portant sur le statut de lanceur d'alerte est venue des États-Unis, avec le Whistleblower Protection Act, édicté en 1989. Il protège les employés d'agences gouvernementales qui constatent dans le cadre de leurs fonctions des dérives ou des manquements graves à la loi et à l'intérêt général. En France, la loi du 13 novembre 2007 relative à la lutte contre la corruption protège les salariés du secteur privé, mais pas les fonctionnaires. Il faut attendre la loi Blandin du 3 avril 2013 pour que les lanceurs d'alerte soient protégés, même si les décrets d'application sont encore attendus. La loi octroie le droit au lanceur d'alerte « de rendre publique ou de diffuser de bonne foi une information concernant un fait, une donnée ou une action, dès lors que la méconnaissance de ce fait, de cette donnée ou de cette action lui paraît faire peser un risque grave sur la santé publique ou sur l'environnement ».

Des moyens d'action existent donc pour lutter contre les dérives du système de santé telles que les conflits d'intérêts ou les faits de corruption. Mais vouloir changer ce mode de fonctionnement sans s'attaquer au monopole des firmes garanti par les brevets serait un leurre.

Chapitre 3
REVOIR LA LOGIQUE DES BREVETS POUR RELANCER LA RECHERCHE PUBLIQUE ET PERMETTRE LE LIBRE ACCÈS AUX MÉDICAMENTS

L'Office européen des brevets publie chaque année un classement des déposants. En 2013, Sanofi se situe au 25e rang, avec pas moins de 651 demandes. Le système des brevets protège pendant vingt ans (pour une durée d'exploitation commerciale de huit à douze ans) un médicament entrant sur le marché[75], interdisant de fait aux laboratoires concurrents – et en particulier aux génériqueurs, susceptibles de proposer des produits moins coûteux – la commercialisation du médicament. Ce système met les firmes pharmaceutiques en situation de monopole commercial.

Abolir les brevets pour favoriser l'innovation ?

Le secteur pharmaceutique justifie généralement les brevets avec cette antienne : « Les profits d'aujourd'hui sont les médicaments de demain. » Or, nous avons vu que les nouvelles molécules sont souvent issues de la recherche de petites entreprises de biotechnologie et non de découvertes des groupes pharmaceutiques eux-mêmes, comme c'était jadis le cas. Il en va de même pour l'appropriation par la Big Pharma du savoir académique et de la recherche publique, à l'instar du programme Bioavenir, qui a permis en 1991 à Rhône-Poulenc de « piller » la recherche publique en déposant des brevets.

75. La loi du 1er septembre 1995 ajoute à cette protection initiale une prolongation de cinq ans quasi systématique, comprenant la recherche pré-commerciale.

Ainsi, la justification de la politique des brevets selon laquelle la propriété privée des résultats scientifiques serait une incitation nécessaire à la recherche et à l'innovation s'avère aujourd'hui fallacieuse. L'histoire en témoigne. Si le brevet apparaît dans la législation française en 1844, le médicament est exclu de son champ d'application jusqu'en 1968, avec cependant la mise en place d'un « brevet spécial du médicament » en 1959 (mais, durant cette période, il n'existait que des brevets de « procédés », et non, comme aujourd'hui, des brevets sur les molécules elles-mêmes). Or, les années 1950 sans brevet ont justement été l'âge d'or des antibiotiques, et le rythme des découvertes était autrement plus élevé qu'aujourd'hui !

De nos jours, on peut aussi bien breveter un produit (le médicament en tant que tel) qu'un procédé (comme la méthode de production d'un ingrédient entrant dans la composition d'un médicament). Pour être brevetée, une invention doit être réellement nouvelle et impliquer une application industrielle. Or, plus la science et les idées circulent, plus les découvertes médicales foisonnent. Aussi un certain nombre de chercheurs défendent-ils – dans l'intérêt des malades comme de la recherche – l'abolition intégrale du système des brevets. Selon eux, ce serait une façon de lutter contre la panne d'innovation du secteur.

Faire du médicament un « bien commun »

Lors d'une enquête sur l'industrie pharmaceutique publiée en juillet 2009, la Commission européenne avait identifié les brevets comme un des outils majeurs utilisés par les firmes pour se livrer une guerre commerciale acharnée. Par exemple, la technique de la « grappe de brevets » est courante : il s'agit d'acquérir des brevets dans le seul but de limiter la liberté d'agir des concurrents. On voit bien que ce dévoiement du brevet « vecteur d'innovation » pose question – une question d'autant plus grave quand le brevet empêche certains pays d'avoir accès à des traitements trop coûteux pour eux.

Alors que faire? Une solution serait de découpler le coût de la recherche et le prix des médicaments, afin de faciliter la découverte de remèdes efficaces et accessibles aux populations qui en ont le plus besoin, même lorsqu'elles ne sont pas solvables. De tels mécanismes sont déjà en débat. En mai 2012, l'Assemblée mondiale de la santé, organe décisionnel de l'Organisation mondiale de la santé (OMS), adopte une résolution visant à redéfinir le financement et la coordination de la recherche et développement, de façon à répondre aux besoins sanitaires des pays du Sud. Elle préconise l'adoption d'un traité engageant tous les pays. Celui-ci pourrait mettre en place un fonds international public, dont le financement serait pérennisé par une contribution obligatoire adaptée – c'est une innovation majeure – au niveau de développement économique de chaque pays. Les produits des travaux financés par ce fonds seraient considérés comme des « biens communs » devant bénéficier à tous. Voilà une véritable révolution pouvant permettre de lutter contre l'emprise des intérêts privés sur notre santé.

Une logique « open source »

Le groupe d'experts de l'OMS propose également d'expérimenter des systèmes d'innovation « ouverts », ne reposant pas sur la propriété intellectuelle. À l'appui de sa thèse, il mentionne toute une série d'« innovations fondées sur le libre accès aux savoirs » : cette expression définit les activités de recherche produisant des connaissances que l'on peut réutiliser librement, sans restriction légale ou contractuelle ni exclusivité, dans une logique « open source » inspirée du monde des logiciels. La publication ouverte des résultats faciliterait le transfert de technologies vers les pays en développement. Et l'industrie, qui voit constamment s'amenuiser la réserve de nouvelles molécules dont elle dispose, pourrait bénéficier d'une relance de la recherche.

Des partenariats de développement

Autre mécanisme possible : la mise en commun de fonds à travers des partenariats public-privé (PPP) ou des partenariats pour le développement de produits (PDP) – on en recense déjà une cinquantaine dans le monde. Prudence toutefois. Si les membres de l'initiative DNDi (un projet suisse de financement de la recherche sur les maladies tropicales négligées, incluant un partenariat avec Sanofi-Aventis) se sont engagés à laisser tous leurs résultats dans le domaine public, on peut s'interroger sur les 300 millions de dollars apportés à la société GlaxoSmithKline (GSK) par la Fondation Bill et Melinda Gates pour la recherche d'un vaccin contre le paludisme. GSK a en effet annoncé qu'elle déposerait un brevet sur le vaccin et qu'elle limiterait son bénéfice à « seulement » 5 % du prix de vente.

Des incitations « en amont »

Alors que les brevets constituent une incitation « en aval », garantissant à l'inventeur (ou plutôt au détenteur de la licence d'exploitation) un monopole sur le marché, certains proposent d'instaurer une incitation « en amont », sous la forme de primes accordées pour des découvertes intermédiaires ou pour le produit final. Ainsi, en offrant une somme importante à la première équipe qui mettra au point telle ou telle technique, on transférerait les risques financiers des équipes de recherche vers les financeurs et on libérerait l'exploitation des avancées médicales et thérapeutiques.

Des communautés de brevets

Les « accords d'achat ou de fourniture » permettent à un État ou à une organisation internationale de commander à l'avance une grande quantité de produits, par exemple un vaccin antipneumocoque, en espérant obtenir ainsi des prix plus bas. De leur côté, les « communautés de brevets » offrent à tous les acteurs d'un même domaine (par exemple les chercheurs engagés dans la recherche de médicaments contre le VIH/sida) un accès équitable à tous les produits. Ce qui s'avère utile dans le cas des multithérapies, lesquelles, alliant plusieurs molécules, combinent plusieurs brevets. Ces communautés devraient hâter l'arrivée sur le marché de pilules monodoses, plus aisées à avaler et facilitant le suivi du traitement.

L'inclusion de brevets dans ces communautés peut se faire avec l'accord de leurs titulaires… même si la démarche n'est pas toujours « vertueuse » ou désintéressée. C'est parfois pour répondre à une pression politique ou dans le but d'obtenir des avantages fiscaux que des entreprises pharmaceutiques décident de confier leurs brevets à ces communautés, comme c'est le cas avec le Medicines Patent Pool, créé à l'initiative de la France dans le cadre de l'Unitaid (organisation internationale d'achat de médicaments, pratiquant la centralisation pour obtenir le meilleur prix dans les pays en voie de développement). Une approche viable ? Voire.

Casser la protection des brevets

Les accords de l'Organisation mondiale du commerce représentent de façon générale une régression pour l'accès aux médicaments, car ils renforcent la protection des brevets. Pour autant, ceux-ci ne sont pas inattaquables. Et la parade se trouve parfois même dans certaines clauses de ces accords commerciaux. Ainsi, dans des cas exceptionnels, un gouvernement peut s'affranchir d'un brevet, notamment pour des raisons de protection de la santé humaine ou animale. L'Inde l'a fait avec le sofosbuvir (la molécule du Sovaldi, contre l'hépatite C) en 2015 (voir encadré), le Kenya également.

En Europe, l'opposition à un brevet par des tiers ne peut être formulée qu'après la délivrance dudit brevet. Comme nous l'avons vu dans la deuxième partie de ce livre, l'ONG Médecins du monde, par exemple, a déposé une opposition contre le sofosbuvir auprès de l'Office européen des brevets. Ses conclusions sont toujours attendues. En France, la loi de 1959 permet de retirer l'exclusivité d'un détenteur sur son brevet pour des raisons de santé publique, mais elle n'a jamais été appliquée.

En 2008, au Brésil, une association de patients et un laboratoire public ont obtenu gain de cause sur une opposition au brevet de Gilead sur le Ténofovir (un antirétroviral). Au nom de la justice et de la santé publique, le Brésil a refusé de faire partie du champ d'application de ce brevet. Une attitude cohérente avec la politique très volontariste de ce pays : les génériques y représentent 62 % du marché en valeur, contre 23 % en France.

La licence obligatoire

L'accord de l'OMC sur les Adpic (Aspects des droits de protection intellectuelle qui touchent au commerce), entré en vigueur en 1995, prévoit certaines dérogations en matière de protection des brevets. Ainsi, les pouvoirs publics d'un pays peuvent autoriser un tiers à fabriquer un produit breveté ou à utiliser le produit breveté sans le consentement du titulaire du brevet. On parle alors de « licence obligatoire ».

Pour qu'un État délivre une licence obligatoire, il suffit que le détenteur du brevet ait refusé d'accorder une licence volontaire à un concurrent qui le demande dans des conditions commerciales raisonnables et en échange de royalties. Dans les cas jugés urgents pour le pays, le gouvernement peut délivrer d'emblée une licence obligatoire, sans qu'une demande de licence volontaire ait été déposée auparavant. Mais, même dans ce cas, il y a obligation de rémunérer le titulaire du brevet. Donc la Big Pharma ne peut crier à l'injustice en s'affirmant lésée.

À l'origine, la licence obligatoire permettait d'alimenter un marché national en génériques, mais la déclaration de Doha, en 2001, a étendu sa portée. Désormais, les pays membres de l'OMC peuvent également importer des génériques sous licence obligatoire. Cependant, les pays de l'Union européenne s'y refusent, considérant que cela entraverait la recherche et porterait atteinte au droit des brevets, alors même que le droit actuel est de plus en plus protecteur sur la protection des recherches. C'est fort dommageable : dans des pays subissant une grave crise sanitaire, comme la Grèce, la licence obligatoire permettrait un égal accès de tous aux soins.

Le Brésil a délivré une licence obligatoire sur l'Efavirenz (antirétroviral) de Merck en 2007, l'Inde sur le Nexavar (cancer du foie) de Bayer en 2012. Le droit indien permet d'utiliser facilement la licence obligatoire : si un médicament breveté n'est pas accessible à un prix raisonnable ou si l'invention brevetée n'a pas été élaborée sur le territoire indien.

Comment l'Inde et le Brésil résistent aux brevets

Le 13 janvier 2015, l'Office indien des brevets a rejeté une demande de brevet du laboratoire Gilead pour le sofosbuvir, la molécule active du Sovaldi, médicament clé contre l'hépatite C. La décision des autorités indiennes a permis de vendre le médicament à un prix cinquante-neuf fois inférieur à celui auquel on le trouve en France.

Ce n'est pas une première. Depuis 2005, dans ce pays, une loi permet aux laboratoires génériqueurs de copier des médicaments. Ainsi, en 2009, Novartis s'est vu rejeter une demande de brevet sur le Glivec, un médicament destiné à traiter une forme de leucémie chronique. Le laboratoire suisse multiplie les procédures en appel et poursuit le gouvernement indien, accusé de laxisme en matière de protection de la propriété intellectuelle.

Dans les années 1990, en pleine propagation de l'épidémie de sida, le Brésil entreprend lui aussi une démarche originale associant les mouvements sociaux, des ONG de lutte contre la maladie, les autorités locales et des laboratoires pharmaceutiques (publics et privés) pour favoriser l'accès des malades aux traitements, *via* des copies génériques de l'AZT. En 1996, la nouvelle loi sur les brevets est instaurée en même temps que celle qui donne l'accès universel et gratuit aux traitements du VIH/sida, promulguée par le président de la République. On voit bien la contradiction flagrante entre cette loi sur les brevets, qui établit une propriété exclusive sur les produits thérapeutiques, et le décret qui en fait des produits d'intérêt général pour répondre à l'épidémie. Au cœur de cet imbroglio juridique, mais surtout politique, on trouve le ministère de la Santé et les laboratoires brésiliens. Ces derniers, qui avaient entrepris de copier les premiers antirétroviraux (non soumis aux brevets), se voient interdire la copie des nouveaux, en vertu de la réglementation de 1996, qui protège les médicaments pendant vingt ans.

L'Inde et le Brésil connaissent donc des situations similaires, avec d'un côté la volonté de rendre les molécules accessibles au plus grand nombre et de l'autre la revendication de la propriété intellectuelle portée par les grands laboratoires.

Au-delà des nécessaires réformes législatives et statutaires, on ne pourra refonder le système sanitaire en profondeur sans d'importantes transformations du système judiciaire, comme nous allons le voir maintenant. Nous brosserons d'abord un état des lieux actuel avant de détailler nos propositions.

Chapitre 4
SANTÉ/JUSTICE : L'ARTICULATION MANQUANTE

Les contentieux sanitaires soulèvent plusieurs difficultés spécifiques. D'abord, le traitement des affaires de responsabilité médicale et de santé publique est dilué entre de nombreuses instances, qu'elles relèvent de la justice civile, pénale, administrative ou des commissions de conciliation. Concernant le Mediator, par exemple, une partie des victimes a opté pour la voie indemnitaire au civil (qui ne dispose pas de moyens d'investigation, contrairement au pénal), tandis qu'une autre s'est adressée au pénal, dans une optique plus axée sur la recherche de la vérité et des responsabilités. Dans tous les cas, une victime a toujours la possibilité de formuler un recours s'il y a eu classement sans suite du parquet et de se constituer partie civile auprès du doyen des juges compétent, selon le domicile de la personne mise en cause ou le lieu des faits. Cela s'est produit notamment dans le cadre des affaires du sang contaminé, de l'hormone de croissance et de la vaccination contre l'hépatite B.

Une autre difficulté tient à la nature du dossier que doivent constituer les juges lors de l'instruction : expertises individuelles multiples, surtout dans le cas de pathologies à long délai d'incubation (sang contaminé, hormone de croissance...) ; contre-expertises, souvent ; et analyse rétrospective de l'état des connaissances à l'époque des faits et des enquêtes d'instruction elles-mêmes. Les dossiers d'instruction sont donc lourds et techniques, d'autant qu'ils portent sur des contenus fort éloignés de la culture des juges : dans la formation des magistrats, le droit médical ne figure que sous la forme de sessions volontaires de formation continue. Aussi la constitution de ces dossiers est-elle très longue, de même que leur appréhension par les personnes impliquées dans la procédure. Le nombre de parties civiles peut s'avérer important, ce qui tend à accroître de manière exponentielle le volume des dossiers. Souvent, les personnes condamnées n'hésitent pas à aller en appel puis en cassation, ce qui alimente la conviction que ces affaires sont fatalement vouées à l'échec, comme c'est le cas pour d'autres affaires de délinquance en col blanc.

Les pôles judiciaires de santé : bilan critique

Pour répondre à la fois à la complexité croissante des dossiers et à la nécessité de centraliser des compétences jusqu'alors dispersées, la loi Kouchner de 2002 a créé deux pôles interrégionaux de santé publique, rattachés aux tribunaux de Paris (dont la compétence couvre les trois quarts du territoire national) et de Marseille. Toutefois, ces deux institutions pénales n'ont pas tenu leurs promesses, car plusieurs obstacles les ont empêchées de donner toute leur mesure.

• **Des obstacles juridiques.** Il s'agit en premier lieu, pour les délits non intentionnels d'homicides ou de blessures involontaires, de l'absolue nécessité d'établir un *lien de causalité* entre une ou plusieurs fautes graves de négligence ou d'imprudence et le dommage constaté. Très souvent, les experts ne peuvent certifier l'existence de ce lien, qui doit être certain. C'est le cas notamment pour les effets secondaires de vaccinations.

La *qualification* du délit peut également constituer un obstacle. Le docteur Garetta, au cœur de l'affaire du sang contaminé, n'a-t-il pas été poursuivi pour « tromperie aggravée », comme aurait pu l'être un restaurateur indélicat ? Manière de passer sous silence le réel enjeu de ce procès, c'est-à-dire des faits ayant entraîné des décès par centaines, comme le révéleront les expertises officielles lors de la seconde instruction. Les victimes indemnisées à l'issue du procès l'ont été en tant que victimes d'une « tromperie » et non en tant que malades ou parents de personnes décédées. En effet, une procédure avait été lancée en parallèle au pénal afin de rechercher les responsabilités pour les crimes d'empoisonnement et les délits d'homicides et blessures involontaires. Après quatre ans d'instruction et trente-deux mises en examen, un non-lieu a été ordonné par la chambre d'accusation de Paris et confirmé par la Cour de cassation. Seuls trois ministres ont été renvoyés devant la Cour de justice de la République. Deux ont été relaxés et le ministre de la Santé de l'époque a été condamné avant d'être finalement amnistié.

Enfin, il y a la question des *délais de prescription*. Non seulement ils sont trop courts (trois ans à compter de la date de constat du dommage, contre dix ans dans le droit commun), mais ils sont différents pour les victimes d'un produit de santé et celles de soins dispensés par un praticien.

• **Le manque de moyens.** Lors de la création du pôle de santé publique de Paris, était prévue la nomination de trois juges et d'assistants spécialisés. Deux des trois juges nommés n'avaient aucune formation dans le domaine de la santé et il en a été de même pour leurs remplaçants. Deux juges supplémentaires ont été affectés à ce pôle à partir de 2010, mais il y a toujours un cruel manque d'assistants spécialisés, de greffiers et surtout d'enquêteurs. En ce qui concerne ces derniers, ils sont mandatés par le juge d'instruction, qui délivre des commissions rogatoires pour l'exécution d'auditions de témoins, de perquisitions et autres actes utiles à l'enquête. Cependant, c'est le ministère de l'Intérieur qui décide du nombre et de la « qualité » (en termes de formation et d'expérience) des effectifs affectés à telle ou telle affaire. Autant dire que c'est le politique qui a la main sur le déroulement de l'enquête.

• **Le système judiciaire lui-même** peut devenir un obstacle au bon fonctionnement des pôles de santé. La nomination des magistrats et celle des présidents des tribunaux correctionnels et des chambres de l'instruction s'opèrent dans une opacité totale. Il n'existe aucune garantie qu'un magistrat affecté à l'une des deux juridictions dispose de la formation et de l'expérience nécessaires. C'est d'ailleurs une chambre de l'instruction qui avait prononcé un non-lieu pour les trente-deux personnes mises en examen dans le dossier du sang contaminé. Il est à noter que les chambres de l'instruction ont non seulement le pouvoir de prononcer un non-lieu sur une affaire en cours, mais aussi celui de dessaisir un juge sans avoir à motiver leurs décisions. En cela, elles peuvent agir comme un véritable « étouffoir ». Certains ont pu désigner le juge d'instruction comme « l'homme le plus puissant de France » : en réalité, il s'agit sans doute de la profession la plus encadrée et la plus contrôlée.

La nature même du parquet pose également problème : en effet, statutairement, les parquets sont liés au ministère de la Justice. En Italie, *a contrario*, la réforme de 1989 a supprimé les juges d'instruction et instauré la totale indépendance des parquets. Résultat : rien ne relie plus la justice au politique. L'enquête sur l'amiante, menée rapidement par une vingtaine de magistrats, d'enquêteurs, d'assistants et d'experts choisis et dirigés par le procureur de Turin, a débouché sur deux procès d'assises, à l'issue desquels les victimes ont été reconnues et indemnisées, et les dirigeants des cinq usines Eternit condamnés à des peines criminelles. En France, les victimes attendent encore un procès concernant les mêmes usines, alors que les faits et les responsabilités sont similaires.

C'est cette même indépendance qui a permis à la justice italienne de condamner un ancien ministre de la Santé à cinq ans de prison et 5,2 millions d'euros d'amende pour avoir reçu un pot-de-vin colossal de la part du laboratoire GSK en échange d'un décret rendant obligatoire la vaccination contre l'hépatite B. En France, comme l'a montré l'affaire du sang contaminé, le non-lieu fait rage…

Les affaires sanitaires : des révélateurs de dysfonctionnement

Tous ces événements que nous venons de citer mettent en lumière plusieurs écueils empêchant un traitement satisfaisant des affaires sanitaires.

D'abord, le peu de crédit que les autorités accordent aux lanceurs d'alerte. Dans la quasi-totalité des cas, c'est parce que des alertes françaises ou internationales n'ont pas été prises en compte qu'une affaire sanitaire a pris la dimension d'une catastrophe de santé publique. Bien avant que le Mediator ne devienne une « affaire », la revue médicale indépendante *Prescrire* avait sonné l'alarme, sans que l'Afssaps, qui a statutairement un rôle de pharmacovigilance, ait réagi. Dans le cas de l'hormone de croissance, l'instruction a exhumé une alerte écrite du professeur Montagnier datant de plusieurs années avant le déclenchement du drame que l'on sait. Ce document a été complètement ignoré par les responsables de France Hypophyse. Idem pour le sang contaminé : le docteur Garetta avait envoyé deux lettres à la Direction générale de la santé. La première comptabilisait les décès par trimestre et contenait même une projection du nombre de morts en cas d'écoulement des stocks contaminés, la seconde comportait cette phrase qui sonne comme une terrible sentence : « Tous nos lots sont contaminés. » Ces courriers sont restés enfouis dans un tiroir administratif dont l'instruction les a extraits. À noter que, lors de la dernière audience du procès du sang contaminé, en 2003, l'avocate générale n'a pas hésité à déclarer que « la justice pénale n'a pas vocation à désigner un coupable pour tous les accidents de la vie ». Terrible aveu, mais aussi terrible insulte aux victimes.

Ces dossiers révèlent également l'action souterraine des lobbies de l'industrie pharmaceutique, qui constitue un dysfonctionnement majeur. Dans le cas de l'affaire du sang contaminé, l'instruction a retrouvé le compte rendu d'une réunion interministérielle qui s'est tenue le 9 mai 1985. Dans ce document, on peut lire cette phrase abominable : « Retenir le dossier d'enregistrement d'Abbott encore quelque temps au Laboratoire national de la santé. » De quoi s'agit-il ? Abbott, laboratoire américain, avait mis au point un test de dépistage pour les lots de sang et demandait son autorisation de mise sur le marché français. Parallèlement, l'Institut Pasteur était confronté à des retards dans la mise au point d'un test similaire « bleu-blanc-rouge ». On a donc préféré retarder au maximum l'autorisation d'un test étranger, qui était pourtant prêt, au prix de dizaines de morts supplémentaires. Qui, dans un tel contexte et au regard des enjeux, est capable d'un tel cynisme ? On voit là à quel point la protection du citoyen ne pèse pas lourd face au « patriotisme économique » et aux coups de boutoir des lobbies qui prétendent le défendre.

L'expertise pré-décisionnelle (à ne pas confondre avec l'expertise des dommages) se heurte, elle aussi, à plusieurs écueils. Il s'agit des conseils et expertises demandés par les décisionnaires. Si la démarche en soi semble légitime, c'est le processus de désignation de ces experts qui pose question. Dans la plupart des grandes affaires qui ont défrayé la chronique, ces derniers étaient issus de l'administration, ce qui représente un conflit d'intérêts manifeste : comment demander à un expert haut fonctionnaire d'exprimer une opinion contraire aux vœux du politique qui le questionne ? Ainsi, c'est une simple note d'un jeune épidémiologiste de la Direction générale de la santé qui a servi d'« expertise » pour décider de retarder le dossier Abbott, alors qu'une de ses collègues avait exprimé une vision bien plus réaliste en alertant sur la situation. Malheureusement, cette seconde note n'est parvenue au ministère que le lendemain de la funeste réunion interministérielle du 9 mai 1985, qui a scellé le sort de centaines de personnes transfusées et hémophiles.

Pendant que le nuage de Tchernobyl survolait la France, c'est le Service central de protection contre les rayonnements ionisants (SCPRI) qui dictait aux autorités les mesures à prendre. Contre vents et marées, le SCPRI prétendait que le nuage avait poliment bifurqué avant de franchir les frontières de l'Hexagone. Or, déjà à l'époque, il était de notoriété publique que le SCPRI ne pouvait en aucun cas être considéré comme une institution indépendante du complexe nucléaro-industriel.

L'indemnisation institutionnelle des victimes, enfin, s'avère particulièrement défaillante. Les victimes déboutées lors d'une procédure judiciaire à l'encontre d'un laboratoire peuvent prétendre à une indemnisation par un système de solidarité nationale, et il existe une nouvelle instance depuis la loi Kouchner : l'Office national d'indemnisation des accidents médicaux (Oniam). Toutefois, les conditions pour avoir accès à une indemnisation y sont beaucoup plus strictes que celles en vigueur dans les tribunaux. Si on ajoute à cela le fait que la charge de la preuve incombe au demandeur, la demande du patient peut être souvent rejetée ou ses prétentions revues à la baisse. En outre, se pose *in fine* une question d'ordre éthique et politique : au nom de quoi l'État, et donc la solidarité nationale, doit-il assumer financièrement les dégâts causés par un produit conçu et vendu par un opérateur privé ? Il en va de même pour les fonds d'indemnisation créés par l'État pour les catastropes sanitaires, comme le Fonds d'indemnisation des transfusés et hémophiles et le Fonds d'indemnisation des victimes de l'amiante.

Chapitre 5
NOS RECOMMANDATIONS POUR UNE SÉCURITÉ SANITAIRE RÉELLEMENT EFFECTIVE

Le droit à la vie est un attribut inaliénable de la personne, et la justice doit être garante du respect de ce droit. Pour ce faire, plusieurs modifications profondes de la réglementation et du fonctionnement même de cette institution constituent pour nous des impératifs.

1. En premier lieu, il faut compléter la liste des piliers de la sécurité sanitaire. Au quatuor constitué de l'évaluation, la précaution, l'impartialité et la transparence, il faut ajouter la notion de responsabilité.

2. Pour que soient reconnus la responsabilité des industriels du médicament et le préjudice subi par les patients, il faut une justice plus indépendante et plus opérationnelle. D'une part, les parquets doivent s'affranchir de leur lien organique avec le pouvoir en place, car ce lien rend souvent les parquetiers peu enclins à voir aboutir des dossiers lourds qui, pour la plupart, mettent en cause des autorités administratives ou des instances politiques appartenant au même monde que leurs autorités de tutelle[76]. D'autre part, les pôles de santé doivent disposer de moyens financiers et humains qui leur permettent de mener leurs investigations sans avoir à compter sur la disponibilité des effectifs de police ou de gendarmerie ou sur la bonne volonté de la hiérarchie de ces institutions.

3. Pour éviter que de nouvelles catastrophes sanitaires viennent allonger la liste des victimes, on doit statuer

76. Notons au passage que cette dépendance organique des parquets constitue une exception française qui a fait l'objet de plusieurs condamnations par la Cour européenne des droits de l'homme.

sur la question des lanceurs d'alerte. Certes, la France a récemment entrepris un timide travail législatif sur leur protection. Toutefois, celui-ci reste très en deçà des réglementations en vigueur dans d'autres États, mais aussi des standards définis par le droit international et européen, ce qui est plus grave. En effet la question ne se limite pas à la protection du lanceur d'alerte (même si, bien sûr, elle est fondamentale) : la réglementation doit aussi, et peut-être avant tout, mettre en place des procédures de *prise en compte* des alertes. En outre, on ne peut s'empêcher de constater que cette timide approche réglementaire est toujours en attente de ses décrets d'application.

4. Il faut en finir avec « l'exonération de responsabilité pour risque de développement » concernant les produits de santé. Cette disposition, définie par la loi du 18 mai 1998, permet à un laboratoire de botter en touche dès lors que le préjudice subi concerne un des effets secondaires possibles figurant sur la notice du médicament. En effet, dans ce cas, ce dernier ne peut être considéré comme défectueux, alors même que le défaut du produit fait partie des trois éléments dont les patients doivent apporter la preuve pour pouvoir poursuivre un laboratoire. Pour mettre un terme à ce déni de justice, la loi française doit prévoir une clause dérogatoire à cette exonération, qui s'appliquerait à tous les produits de santé.

5. Les actions collectives ne doivent plus être entravées par des points de droit qui ne sont là que pour les rendre inopérantes. Il semble que la loi de santé dite « loi Touraine » apporte quelques avancées en ce sens.

6. Les lobbies, puisqu'ils existent, doivent être identifiés et reconnus dans un cadre administratif et réglementaire qui les oblige à s'afficher et à agir au grand jour.

7. Il faut créer un fonds de garantie destiné à l'indemnisation des victimes d'accidents médicamenteux, et l'abondement de ce fonds doit incomber aux laboratoires pharmaceutiques. Ce fonds de garantie devra être versé à l'Oniam, qui continuera à gérer les questions procédurales.

8. Il faut soulager les victimes du fardeau que constitue la charge de la preuve, ne serait-ce que parce que la preuve se situe bien souvent dans les archives des labos, là ou les victimes n'ont aucun accès possible. De même, il faut les exempter de la nécessité de démontrer le caractère défectueux du produit incriminé. À terme, c'est la présomption du lien de causalité qui devra prévaloir dès lors qu'un effet indésirable est mentionné dans la notice du médicament.

9. L'expertise pré-décisionnelle doit faire l'objet d'une réforme profonde. Actuellement, les seules règles qui la régissent sont le pouvoir discrétionnaire du juge demandeur et l'opacité. La compétence, l'indépendance et l'impartialité des experts doivent être garanties par une haute autorité de l'expertise. D'autre part, est-il réaliste de faire reposer toute l'analyse d'un dossier sur l'avis d'une seule personne, fût-elle extrêmement compétente ? Dans cette démarche, on ne pourra faire l'économie d'une réflexion approfondie sur le caractère pluridisciplinaire de l'expertise pré-décisionnelle.

10. Il faut allonger le délai de prescription, actuellement de trois ans, et abroger le délai de forclusion de dix ans, qui prévoit qu'en l'absence de faute du fabricant, sa responsabilité est éteinte dix ans après la mise en circulation d'un produit. Un médicament n'est pas un téléphone portable frappé d'obsolescence ! Appliqué aux produits de santé, ce délai de forclusion permet actuellement d'occulter deux faits majeurs :

– après sa mise sur le marché, un médicament reçoit plusieurs « améliorations » qui peuvent elles-mêmes générer des effets secondaires spécifiques ;

– le délai entre la prise du médicament et l'apparition des symptômes peut très bien excéder dix ans.

Autant de mesures dont la mise en place serait loin d'être insurmontable et qui témoigneraient d'un véritable attachement à la sécurité sanitaire des citoyens.

CONCLUSION

En matière de santé publique comme ailleurs, les lobbies ont largement contribué au déclin de la maîtrise de la décision publique et, par voie de conséquence, à une certaine forme de défiance des citoyens vis-à-vis de la sphère politique. Quand cette défiance s'applique au système de santé, elle a pour première conséquence de compromettre gravement l'efficacité des campagnes de prévention, qui constituent une des clés de voûte du système de santé. Comment le public peut-il accueillir sans arrière-pensée un message de prévention alors que l'actualité regorge de décisions prises sur la base d'informations lacunaires, voire falsifiées, et de procédures judiciaires enterrées sur un simple claquement de doigts d'une chambre de l'instruction ?

Notre politique du médicament a été construite sur une triple exigence : sécurité sanitaire, maîtrise des dépenses de santé et développement d'un secteur industriel performant. Force est de constater que la présence, dans ce trio, d'un puissant acteur privé introduit un fort déséquilibre, au point même que l'on se demande comment il peut être compatible avec les deux premiers. Rappelons par exemple que les dividendes versés aux actionnaires de Sanofi ont augmenté de 140 % ces dix dernières années et que, à l'échelle mondiale, l'industrie pharmaceutique dépense plus de 120 milliards de dollars par an pour autre chose que le développement et la production de médicaments : marketing, communication, merchandising, publicité et lobbying. C'est cette manne qui alimente en sous-main les conflits d'intérêts et les cas de corruption détaillés dans ce livre. Et c'est le patient qui, en fin de compte, règle l'addition. 90 % des médicaments consommés dans le monde sont produits par sept laboratoires, dont le chiffre d'affaires cumulé représente la moitié du PIB français. Dans ce contexte, le prétendu « patriotisme économique » ne doit plus servir d'alibi à l'affaiblissement de notre système de santé publique.

Dès lors, comment rétablir l'équilibre entre ces différents enjeux? Notre exigence est simple : pouvoir disposer de médicaments efficaces, aussi peu dangereux que possible et à un prix juste, ne reflétant que les coûts de développement, de production et de distribution. Le moins que l'on puisse dire, c'est que nous en sommes aujourd'hui encore loin.

Volonté politique

Que manque-t-il pour restaurer un système de santé réellement au service des citoyens? Comme toujours pour les grands dossiers transversaux (environnement, changement climatique, transition énergétique, emploi...), ce sont la détermination et la volonté politiques qui viendront à bout des blocages. Comment d'autres pays, à l'instar des États-Unis avec le Sunshine Act, sont-ils parvenus à des résultats probants? Tout simplement parce que, au royaume des lobbies, un duo de sénateurs, l'un démocrate et l'autre républicain, a constaté l'ampleur des conséquences de la mainmise des puissances privées sur la santé américaine et a décidé que « ça suffisait ». Herb Kohl et Charles Grassley ont déposé un projet de loi en 2007 et il leur a fallu trois ans pour entraîner derrière eux le Congrès et la Chambre des représentants afin d'aboutir au Sunshine Act en 2010.

Cette volonté politique doit s'appuyer sur une approche pluridisciplinaire. En effet, la question de la santé publique repose sur des piliers multiples : scientifique et technique, bien sûr, mais aussi juridique, économique, sociologique et culturel. À ne la considérer que sous ses aspects sanitaire et budgétaire, on fait le lit des lobbies. La santé est un bien public dont la préservation repose sur le recours à des services et à des produits relevant du secteur privé : seule une approche pluridisciplinaire nous permettra de sortir de cette contradiction au lieu de nous y engluer.

Dans les affaires de santé publique, un mot revient sans cesse : traçabilité. Mais elle ne s'applique qu'aux produits : lots de vaccins ou boîtes de pilules. Tout aussi importante est la traçabilité de la décision publique. Quels éléments ont permis la mise sur le marché de tel produit ? Quel raisonnement a été suivi pour déterminer le prix de tel autre ? Dans quelle mesure les brevets détenus par le demandeur et le monopole de fait dont jouit ce dernier ont-ils joué dans la négociation ? Toutes ces questions doivent être posées au grand jour et les réponses doivent être connues de tous. Sans doute des instances d'échange et de concertation d'un type nouveau sont-elles à inventer. Elles regrouperaient autorités de santé publique, Sécurité sociale, recherche publique et privée, industriels, usagers, associations de malades et toutes les autres parties prenantes.

La volonté politique doit pouvoir s'appuyer sur une politique publique de la recherche totalement repensée. L'Union européenne a distribué 1,7 milliard d'euros de subventions sur sept ans à l'industrie pharmaceutique dans le cadre de son programme IMI (Innovative Medicines Initiative). Pourquoi pas ? L'orientation et le soutien de l'innovation ne font-ils pas partie des rôles des instances européennes ? Certes, mais cette manne a été distribuée sans contrepartie économique en termes de créations d'emploi sur le territoire de l'UE, alors qu'avec vingt-huit États membres les industriels bénéficiaires avaient l'embarras du choix ! Les écologistes européens ont eu beau réclamer cette contrepartie à cor et à cri, rien n'y a fait.

Dans un ordre d'idées similaire, légiférer sur l'interdiction de licenciement et de cession de sites de recherche pour les entreprises qui versent des dividendes à leurs actionnaires apparaît comme une légitime précaution quand on sait que la croissance aberrante des dividendes chez Sanofi a été en partie nourrie par la fermeture partielle ou totale de sites de recherche.

Une riposte citoyenne

En faisant la lumière sur les dérives de l'actuelle politique du médicament, notre objectif premier était de lancer une riposte citoyenne, en vue d'une reprise en main de notre politique de santé et plus généralement de tous nos biens communs. Remettre l'intérêt général au cœur de la politique du médicament : telle est notre volonté. Les citoyens – par ailleurs, et en l'espèce, assurés sociaux et contribuables – ont un intérêt direct à agir. C'est pourquoi ce livre ne doit être que le début d'un processus de mobilisation de chacun pour la réappropriation de notre bien le plus précieux : la santé.

Pour plus d'informations ou pour signer l'appel « Opération Mains propres sur la santé » : www.mains-propres-sur-la-sante.fr.

MÉDICAMENTS : RENVERSER LA LOGIQUE

Le prix de certains médicaments explose...

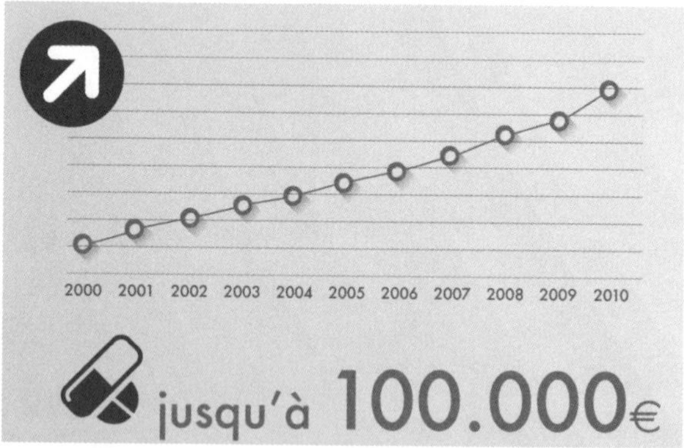

En une décennie, le prix des nouveaux médicaments a augmenté de façon vertigineuse, jusqu'à devenir insoutenable pour les systèmes de protection sociale. Des trithérapies contre le sida à 7 000 euros par patient et par an, nous sommes passés à des associations contre l'hépatite C ou à certains anticancéreux avoisinant ou dépassant les 100 000 euros.

Alors que l'innovation chute...

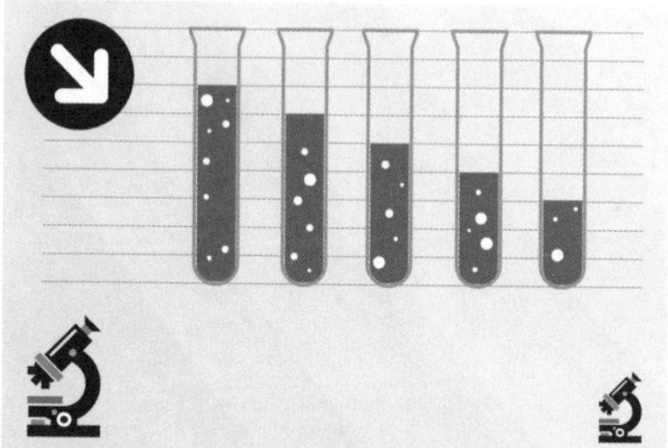

L'innovation pharmaceutique est en chute libre depuis plus de vingt ans : en témoignent les rares molécules ou substances biologiques nouvelles enregistrées chaque année par les agences du médicament – alors que des centaines de nouveaux produits très similaires à des médicaments déjà existants et ne présentant aucun bénéfice supplémentaire pour les patients sont commercialisés.

Mais les firmes pharmaceutiques en profitent

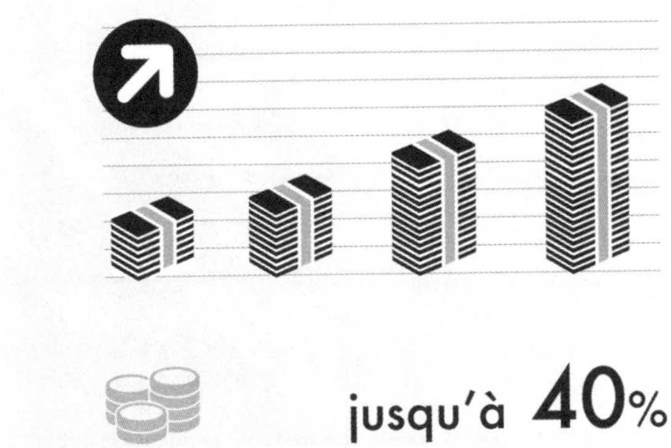

Des prix de plus en plus élevés permettent à l'industrie pharmaceutique de continuer à réaliser des marges nettes de 15 % à plus de 40 % selon les firmes, ce qui place cette industrie parmi les secteurs les plus lucratifs sans qu'elle ait à repenser son modèle.

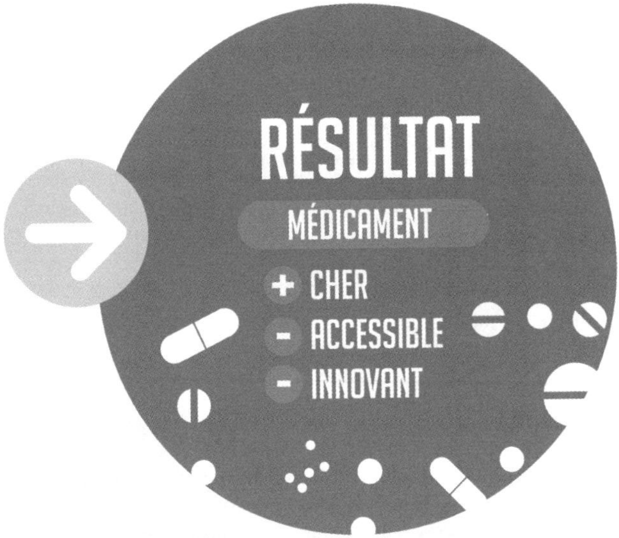

La logique de l'industrie n'est pas la santé publique…

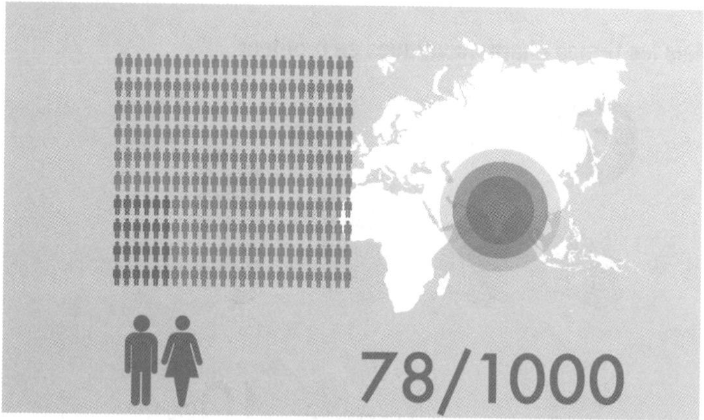

La stratégie commerciale des firmes se construit à partir de populations cibles, prises en compte parce qu'elles sont solvables. Les prix sont établis en fonction de ces populations, en vue d'assurer un certain niveau de profits. La gestion du rationnement qui en résulte revient aux pouvoirs publics. Un vice-président de Novartis expliquait par exemple, il y a quelques années, que son entreprise visait en Inde une population de 100 millions de personnes pour sa gamme de médicaments (dont des traitements très courants contre les infections ou la diarrhée)… soit seulement 7,8 % de la population.

Et la recherche médicale reste une boîte noire

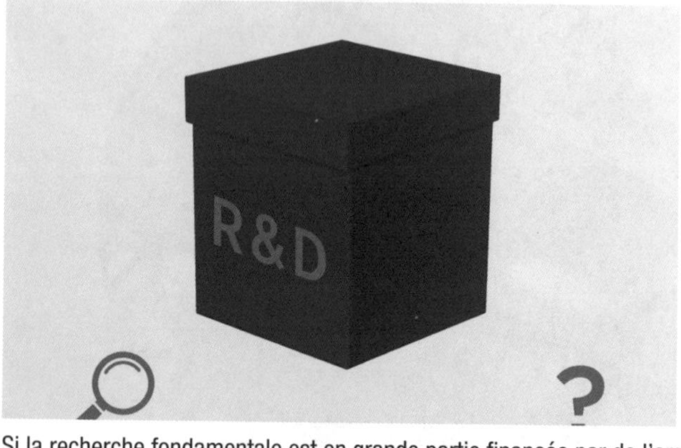

Si la recherche fondamentale est en grande partie financée par de l'argent public, ce sont surtout des firmes privées qui exploitent de façon exclusive les produits issus de la recherche. Les chiffres censés représenter leur investissement dans la recherche et justifier les prix de leurs médicaments sont sans rapport avec la réalité.

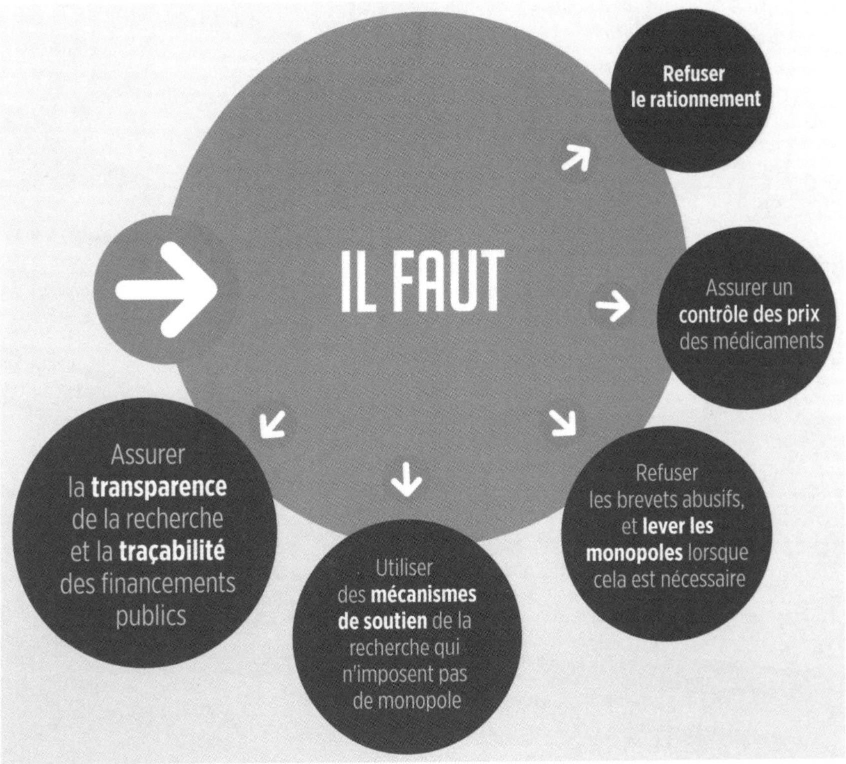

© Les Verts/ALE

SIGLES ET ACRONYMES

Afef : Association française pour l'étude du foie
Afssaps : Agence française de sécurité sanitaire des produits de santé
AMM : Autorisation de mise sur le marché
Anaes : Agence nationale d'accréditation et d'évaluation en santé
ANRS : Agence nationale de recherche sur le sida et les hépatites virales
ANSM : Agence nationale de sûreté du médicament et des produits de santé
APHP : Assistance publique-Hôpitaux de Paris
ARH : Agence régionale de l'hospitalisation
ARS : Agence régionale de santé
ASMR : Amélioration du service médical rendu
Cades : Caisse d'amortissement de la dette sociale
CCSS : Commission des comptes de la Sécurité sociale
CEPS : Comité économique des produits de santé
CHMP : Comité d'évaluation des médicaments à usage humain
CHR : Centre hospitalier régional
CHU : Centre hospitalier universitaire
Cnam : Caisse nationale d'assurance maladie
Cnom : Conseil national de l'ordre des médecins
CTV : Comité technique des vaccinations
EASL : Association européenne pour l'étude du foie
EHPAD : Établissement d'hébergement pour personnes âgées dépendantes
EMA : Agence européenne des médicaments
FDA : Food and Drug Administration
Fefis : Fédération française des industries de santé

Formindep : Pour une formation et une information médicales indépendantes de tout autre intérêt que celui de la santé des personnes
GEIG : Groupe d'expertise et d'information sur la grippe
HAS : Haute Autorité de santé
HAT : Haute Autorité pour la transparence de la vie publique
HCAAM : Haut Conseil pour l'avenir de l'Assurance maladie
HCSP : Haut Conseil de la santé publique
Igas : Inspection générale des affaires sociales
INPES : Institut national de prévention et d'éducation pour la santé
INRS : Institut national de recherche et de sécurité
Inserm : Institut national de la santé et de la recherche médicale
InVS : Institut de veille sanitaire
Irdes : Institut de recherche et documentation en économie de la santé
Olaf : Office européen de lutte antifraude
OMS : Organisation mondiale de la santé
Ondam : Objectif national des dépenses d'assurance maladie
Oniam : Office national d'indemnisation des accidents médicaux
Ripps : Réseau d'investigation pédiatrique des produits de santé
SMR : Service médical rendu

BIBLIOGRAPHIE

Ouvrages

Agnès Aflalo, *Autisme : nouveaux spectres, nouveaux marchés*, Navarin, 2012.

Marcia Angell, *La Vérité sur les compagnies pharmaceutiques. Comment elles nous trompent et comment les contrecarrer*, Le Mieux-Être, 2005.

André Aschieri (avec la collaboration de Roger Lenglet), *Silence, on intoxique. Face aux lobbies, la longue bataille pour sauver notre santé*, La Découverte, 2005.

Jean-François Bergmann, François Chast, André Grimaldi, Claire Le Jeunne et Claire Hédon, *La Vérité sur vos médicaments*, Odile Jacob, 2015.

Jörg Blech, *Les Inventeurs de maladies. Manœuvres et manipulations de l'industrie pharmaceutique*, Actes Sud, 2008.

Mikkel Borch-Jacobsen, *Big Pharma. Une industrie toute-puissante qui joue avec notre santé*, Les Arènes, 2013.

Sophie Chauveau, *L'Invention pharmaceutique. La pharmacie française entre l'État et la société au XXe siècle*, Les Empêcheurs de penser en rond, 1999.

Bernard Dalbergue et Anne-Laure Barret, *Omerta dans les labos pharmaceutiques. Confessions d'un médecin*, Flammarion, 2014.

Bernard Debré et Philippe Even, *Guide des 4 000 médicaments utiles, inutiles ou dangereux*, Le Cherche-Midi, 2012.

Nicole Delépine, *La Face cachée des médicaments*, Michalon, 2011.

Philippe Even, *Corruptions et crédulité en médecine. Stop aux statines et autres dangers*, Le Cherche-Midi, 2015.

LUCIENNE FOUCRAS, *Le Dossier noir du vaccin contre l'hépatite B*, Éditions du Rocher, 2004.
IRÈNE FRACHON, *Mediator 150 mg, combien de morts ?*, Éditions Dialogues, 2010.
MICHEL GEORGET, *L'Apport des vaccinations à la santé publique*, Dangles, 2014.
MICHEL GEORGET, *Vaccinations. Les vérités indésirables*, Dangles, 2007.
STÉPHANE HOREL, *Les Médicamenteurs*, Éditions du Moment, 2010.
CHRISTIAN LAJOUX, *Médicaments : l'état d'urgence*, Le Cherche-Midi, 2012.
SOPHIE LE PALLEC, « Gestion du risque industriel : cas particulier du risque rare, grave, connu et accepté. Exemple des effets indésirables des médicaments », in *Internet peut-il casser des briques ?*, Descartes, mai 2012.
VÉRONIQUE MAHÉ, *Distilbène : des mots sur un scandale*, Albin Michel, 2010.
MARC MENANT, *La médecine nous tue*, Éditions du Rocher, 2008.
PHILIPPE PIGNARRE, *Le Grand Secret de l'industrie pharmaceutique*, La Découverte, 2004.
QUENTIN RAVELLI, *La Stratégie de la bactérie. Une enquête au cœur de l'industrie pharmaceutique*, Le Seuil, 2015.
JEAN-CLAUDE SAINT-ONGE, *Les Dérives de l'industrie de la santé*, Écosociété, 2007.
SYLVIE SIMON, *Ce qu'on nous cache sur les vaccins*, Delville, 2006.
BENJAMIN SOURICE, *Plaidoyer pour un contre-lobbying citoyen*, Charles Léopold Mayer, 2014.
JOHN VIRAPEN, *Médicaments. Effets secondaires : la mort*, Le Cherche-Midi, 2014.

Revues et sites

Philippe Abecassis et Nathalie Coutinet, « Caractéristiques du marché des médicaments et stratégies des firmes pharmaceutiques », *Horizons stratégiques*, n° 1, 2008, p. 111-139.
Laurent Bloch et Sophie Le Pallec, « Plaidoyer pour les gueules cassées du médicament », *Revue générale de droit médical*, n° 42, mars 2012.
Michaël Hajdenberg et Pascale Pascariello, « Les gendarmes du médicament faisaient affaire avec les laboratoires », Mediapart, 24 mars 2015.
Michel de Pracontal, « Trois rapports décrivent une Agence du médicament en pleine crise », Mediapart, 11 mai 2015.
Michaël Hajdenberg et Pascale Pascariello, « Le virus des conflits d'intérêts touche les experts de l'hépatite C », Mediapart, 17 juin 2015.

Rapports

« Les conditions de mise sur le marché et de suivi des médicaments. Médicament : restaurer la confiance », rapport d'information du Sénat de Marie-Thérèse Hermange et Anne-Marie Payet, fait au nom de la commission des affaires sociales, n° 382, 8 juin 2006.
« Rapport d'information sur la prescription, la consommation et la fiscalité des médicaments », Catherine Lemorton, rapport déposé à l'Assemblée nationale le 30 avril 2008.
Anne-Carole Bensadon, Étienne Marie et Aquilino Morelle, « Enquête sur le Mediator® », rapport de l'Inspection générale des affaires sociales, janvier 2011.

ANNE-CAROLE BENSADON, ÉTIENNE MARIE et AQUILINO MORELLE, « Rapport sur la pharmacovigilance et la gouvernance de la chaîne du médicament », rapport de l'Inspection générale des affaires sociales, juin 2011.
« La réforme du système du médicament, enfin », rapport d'information du Sénat de MARIE-THÉRÈSE HERMANGE, fait au nom de la Mission commune d'information sur le Mediator, n° 675, 28 juin 2011.
DOROTHÉE IMBAUD, ALAIN MORIN, SYLVAIN PICARD et FRANÇOIS TOUJAS, « Évaluation de la politique française des médicaments génériques », rapport de l'Inspection générale des affaires sociales, 2012.
Rapport d'information de l'Assemblée nationale n° 1281 sur la mise en œuvre de la loi du 29 décembre 2011 relative au renforcement de la sécurité sanitaire du médicament et des produits de santé, présenté par CATHERINE LEMORTON et ARNAUD ROBINET, 17 juillet 2013.
« Rapport anticorruption de l'UE, Annexe France », COMMISSION EUROPÉENNE, 3 février 2014.
« La diffusion des médicaments génériques : des résultats trop modestes, des coûts élevés », rapport de la COUR DES COMPTES 2014 sur la Sécurité sociale.

CONSEILS CONCERNANT LA VACCINATION DES ENFANTS

Par Serge Rader

Doit-on vraiment commencer par une double injection de vaccins polyvalents, soit vingt et une valences, dès 2 mois, comme test d'essai ?

Il n'y a en fait aucune urgence à vacciner si l'on prend quelques mesures de bon sens. En premier lieu, il convient de ne vacciner que des nourrissons en bonne santé, d'attendre avec les prématurés et ceux, nombreux, qui souffrent de colites ou qui présentent une légère fièvre (il ne faut jamais prendre de Doliprane avant une vaccination) ou bien un reliquat d'affection ORL, bronchique ou intestinale. Il faut éviter les polyvalents (dont la balance bénéfice/risque est mal évaluée) et surtout les doubles injections.

Il est important de signaler tout symptôme anormal post-vaccinal, qui doit être reporté systématiquement sur le carnet de santé, et, si le médecin néglige de le faire, d'adresser une déclaration écrite en recommandé avec accusé de réception (avec double en archives) à la Pharmacovigilance de l'ANSM à Saint-Denis (93), de sorte à placer les autorités face à leurs responsabilités. Sont à reporter :

– toute rougeur inflammatoire au point d'injection supérieure à 5 centimètres ;

– toute fièvre supérieure ou égale à 39,5 °C dans les 48 heures ou toute fièvre récidivante ;

– tous pleurs inconsolables et persistants pendant trois heures consécutives, montrant un état inflammatoire cérébral ;

– tous vomissements, diarrhée, manque d'appétit ou refus de s'alimenter, éruption cutanée, urticaire, rhinite ou asthme après quelques minutes ;

– toutes variations respiratoires ou cardiaques ;

– tout gonflement ou rigidité articulaire de sept à quarante-deux jours après la vaccination (arthrite chronique) ;

– toutes convulsions, fébriles ou non, à quelques heures ou à quelques semaines selon les vaccins ;

– toute altération de l'état de conscience, changement de comportement, somnolence inhabituelle, insomnie, agitation, irritabilité, perte aux stimuli extérieurs, manque de réactions, problèmes oculaires ;

– une hypotonie, c'est-à-dire une perte de tonus musculaire pendant dix minutes (le bébé chute, se relève, retombe), avec cyanose, une encéphalite entre une et quatre semaines, et bien sûr un choc anaphylactique.

REMERCIEMENTS

Nous tenons à remercier particulièrement :

– les associations Formindep et Anticor, partenaires de notre opération Mains propres sur la santé ;

– l'ONG Médecins du monde, qui est sensible à ce combat de maîtrise publique du médicament, seul gage d'un accès universel à tous ;

– les associations de victimes de médicaments et de vaccins, et particulièrement Les Filles DES (distilbène), le Réseau des victimes du vaccin contre l'hépatite B (REVAHB) et l'association Entraide aux malades de myofasciites à macrophages (E3M), notamment Didier Lambert ;

– les professionnels qui ont nourri notre combat pour une santé désintoxiquée de ses lobbies : François Autain, Philippe Even, Irène Frachon, Nicole Delépine, etc. ;

– Sébastien Barles, coordinateur de l'opération Mains propres sur la santé.

Nous adressons également nos remerciements aux lanceurs d'alerte, ces héros ordinaires des temps modernes, qui chaque jour mettent un grain de sable dans le système « pharmamical » que nous dénonçons.

Achevé d'imprimer en octobre 2015 par Espace Grafic
Pol. Ind. Multiva Baja C/G n° 11 – 31192 Multiva Baja – Espagne
Dépôt légal : octobre 2015